# 荣 获

◎ 第七届统战系统出版社优秀图书奖

◎ 入选原国家新闻出版广电总局、全国老龄工作委员会
办公室首届向全国老年人推荐优秀出版物名单

◎ 入选全国图书馆2013年度好书推选名单

◎ 入选农家书屋重点出版物推荐目录（2015年、2016年）

U0206956

名医与您谈疾病丛书

# 类风湿关节炎

（第三版）

学术顾问◎钟南山　陈灏珠　郭应禄　王陇德
　　　　　葛均波　张雁灵　陆　林
总　主　编◎吴少祯
执行总主编◎夏术阶　李广智
编　　　著◎倪立青

中国健康传媒集团
中国医药科技出版社

# 内 容 提 要

　　本书以问答形式，围绕类风湿关节炎的常识、病因、症状、诊断与鉴别诊断、治疗和预防保健六方面解答了各种问题。其内容丰富，通俗易懂，贴近读者，实用性强，可供临床医生、患者及家属阅读使用。

**图书在版编目（CIP）数据**

类风湿关节炎 / 倪立青编著 . —3 版 . —北京：中国医药科技出版社，2021.1
（名医与您谈疾病丛书）

ISBN 978-7-5214-2007-4

Ⅰ.①类…　Ⅱ.①倪…　Ⅲ.①类风湿性关节炎–防治–问题解答　Ⅳ.①R593.22-44

中国版本图书馆 CIP 数据核字（2020）第 172551 号

**美术编辑**　陈君杞
**版式设计**　南博文化

出版　**中国健康传媒集团**｜中国医药科技出版社
地址　北京市海淀区文慧园北路甲 22 号
邮编　100082
电话　发行：010-62227427　邮购：010-62236938
网址　www.cmstp.com
规格　710×1000mm $^1/_{16}$
印张　14 $^1/_4$
字数　202 千字
初版　2009 年 4 月第 1 版
版次　2021 年 1 月第 3 版
印次　2021 年 12 月第 2 次印刷
印刷　三河市万龙印装有限公司
经销　全国各地新华书店
书号　ISBN 978-7-5214-2007-4
定价　**39.00 元**

获取新书信息、投稿、为图书纠错，请扫码联系我们。

**版权所有　盗版必究**

举报电话：010-62228771

本社图书如存在印装质量问题请与本社联系调换

《名医与您谈疾病丛书》

# 编委会

| | | | | |
|---|---|---|---|---|
| **学术顾问** | 钟南山 | 陈灏珠 | 郭应禄 | 王陇德 |
| | 葛均波 | 张雁灵 | 陆　林 | |
| **总　主　编** | 吴少祯 | | | |
| **执行总主编** | 夏术阶 | 李广智 | | |
| **编　　　委** | （按姓氏笔画排序） | | | |
| | 丁小强 | 万欢英 | 王丽华 | 王灵台 |
| | 王侠生 | 王宪衍 | 王祖承 | 方　栩 |
| | 方宁远 | 冯　波 | 朱光斗 | 刘志民 |
| | 李　刚 | 李　斌 | 李广智 | 吴艺婕 |
| | 何大为 | 何家扬 | 邹海东 | 陈生弟 |
| | 陈雨强 | 周玉坤 | 郑　兴 | 赵　瑛 |
| | 胡修全 | 夏术阶 | 倪立青 | 徐　通 |
| | 徐一峰 | 徐金华 | 黄　勇 | 董　频 |
| | 程怀瑾 | | | |
| **科普顾问** | 朱建坤 | | | |

# 出版者的话

党的十八大以来，以习近平同志为核心的党中央把"健康中国"上升为国家战略。十九大报告明确提出"实施健康中国战略"，把人民健康放在优先发展的战略地位，并连续出台了多个文件和方案，《"健康中国2030"规划纲要》中就明确提出，要加大健康教育力度，普及健康科学知识，提高全民健康素养。而提高全民健康素养，有效防治疾病，有赖于知识先导策略，《名医与您谈疾病丛书》的再版，顺应时代潮流，切合民众需求，是响应和践行国家健康发展战略——普及健康科普知识的一次有益尝试，也是健康事业发展中社会治理"大处方"中的一张有效"小处方"。

本次出版是丛书的第三版，丛书前两版出版后，受到广大读者的热烈欢迎，并获得多项省部级奖项。随着新技术的不断发展，许多观念也在不断更新，丛书有必要与时俱进地更新完善。本次修订，精选了44种常见慢性病（有些属于新增病种），病种涉及神经系统疾病、呼吸系统疾病、消化系统疾病、心血管系统疾病、内分泌系统疾病、泌尿系统疾病、皮肤病、风湿类疾病、口腔疾病、精神心理疾病、妇科疾病和男科疾病等，分别从疾病常识、病因、症状表现、诊断与鉴别诊断、治疗和预防保健等方面，进行全方位的解读；写作形式上采用老百姓最喜欢的问答形式，活泼轻松，直击老百姓最关心的健康问题，全面关注患者的需求和疑问；既适用于患者及其家属全面了解疾病，也可供医务工作者向患者介绍病情和相关防治措施。

　　本丛书的编者队伍专业权威，主编都长期活跃在临床一线，其中不乏学科带头人等重量级名家担任主编，七位医学院士及专家（钟南山、陈灏珠、郭应禄、王陇德、葛均波、陆林、张雁灵）担任丛书的学术顾问，确保丛书内容的权威性、专业性和前沿性。本丛书的出版不仅是全体患者的福音，更是推动健康教育事业的有力举措。

　　本丛书立足于对疾病和健康知识的宣传、普及和推广工作，目的是使老百姓全面了解和掌握预防疾病、科学生活的相关知识和技能，希望丛书的出版对于提升全民健康素养，有效防治疾病，起到积极的推动作用。

中国医药科技出版社

2020年6月

# 再版前言

类风湿关节炎是一种常见的风湿性疾病,患者遍及全球,所有种族的人均可患该病。据文献统计,国外发病率为0.3%~2%,我国患病率约为0.36%,全国约有500万类风湿关节炎患者。

上海光华中西医结合医院自1971年5月开始建立了以类风湿关节炎诊治为主的风湿病专科。40多年来,诊治各种常见关节炎患者200多万人次。在这漫长的岁月中,我在与类风湿关节炎患者及其家属、亲友的接触交往中,学到了很多知识,积累了一定经验,悟出了不少道理。人们一旦患了该病,总想得到及时有效的诊治,以便尽早治愈疾病,恢复正常的生活与工作,这是患者的心愿、家属的心愿、亲友的心愿,也是广大医务人员的心愿。部分患者由于缺乏有关知识,以为患了该病后最终难免会出现严重残疾或"风瘫",因此常常悲观失望,听天由命。其实,这种没有科学依据的消极情绪大可不必有,应该充分认识该病的本质,从而树立战胜疾病的信心。

类风湿关节炎属于慢性疾病,应从病情实际出发,根据患者的具体情况,采取中西医结合的方法,休息与体疗、理疗相结合等综合治疗,才能取得最佳的疗效。在这个较长的过程中,除应取得医务人员的帮助外,患者的自我保健也十分重要。我积累了40多年诊疗类风湿关节炎的有关知识与经验,撰写成本书,奉献给各位读者,其目的是让类风湿关节炎患者及其家属能从中获得有关知识,配合医生积极治疗,使患者早日恢复健康,这是我的最大愿望。

本书前两版出版后,都深受读者欢迎。随着医学科学的飞速发展,世界各国对各种关节炎的研究不断深入，认识不断提高，信息不断更新，此次出版做了全面修订，期望给读者对类风湿关节炎这一疾病更多更新的知识。本书中所涉及的药物和方法，患者一定要在医生指导下使用，不要自行使用。

由于本人水平有限，错误和疏漏之处在所难免，恳请读者批评指正。

倪立青

2020年7月

# 目录

## 常识篇

## 病因篇

# 症 状 篇

## 诊断与鉴别诊断篇

# 治疗篇

# 预防保健篇

# 常 识 篇

- ◆ 你知道类风湿关节炎的来历吗?
- ◆ 类风湿关节炎的发病情况如何?
- ◆ 何谓关节?
- ◆ 关节分哪几类?
- ◆ 滑膜关节是怎样构成的?
- ◆ ……

## 你知道类风湿关节炎的来历吗？

关节炎泛指发生在人体关节及其周围组织的炎性疾病。关节炎是一类古老的疾病，早在2400年前，在希腊名医希波克拉底的18个名言中就谈到了关节疾病。

关节炎的名目繁多，有风湿性关节炎、骨关节炎、强直性脊柱炎、银屑病关节炎、反应性关节炎、痛风性关节炎等。类风湿关节炎不过是关节炎这个大家族中的一个成员。

我国从公元前6世纪起，即有关于四肢病的记载，这就是指因受"风"而得四肢关节疼痛的疾病。以后一直有这方面的记载，把关节肿痛、活动障碍、肌肉酸痛、麻木、沉重等症状统称为"痹证"。"痹"即闭塞不通的意思，这与西医学中的风湿性关节炎、类风湿关节炎等引起的关节疼痛和关节畸形有相似的意思。

古代骨骼病变的外观和分布提示，类风湿关节炎在北美洲在3000年前就已经有了，然而，类风湿关节炎的首次临床描述却在1800年。类风湿关节炎这一名称是在1858年由英国医生加洛德提出的。其实，这个名称并不很恰当，因为它的病损不仅在四肢小关节部位，而且还累及全身其他器官。部分患者可能会不同程度地影响心、肺、肝、脾、肾等内脏，引起心包炎、心肌炎、肺纤维化、胸膜炎、脾大、肾淀粉样变等病变；有时还可能侵犯眼睛，发生巩膜炎、虹膜炎、脉络膜炎；此外，还可能引起血管炎及神经系统的某些改变，如末梢神经损害等。因此，该病如命名为类风湿病才比较恰当。但大多数患者毕竟还是以关节炎的症状为主，所以，类风湿关节炎这一名称得以一直沿用至今。

## 类风湿关节炎的发病情况如何？

据大量调查表明：类风湿关节炎是一种常见病，患者遍及全球，所有种族均可患病。类风湿关节炎的发生与气候和海拔无明显关系。国外统计的发病率为0.3%~2%，在北美印第安人的有些部落中高达5%。据美国健康中心的调查：全美国约有360万人患有类风湿关节炎，近年来估计已增加到近500万人。据我国在北京、汕头、黑龙江（汉族）、宁夏（回族聚居区）调查的结果：患病率约为0.36%左右。按此粗略计算，我国大约有500万类风湿关节炎患者。类风湿关节炎的患病率随地区和种族不同而显示出差异性，一般在经济不发达国家和地区人群中的患病率较低，而黑种人、日本人、中国人和印度人的患病率低于白种人。这些差别的原因还不清楚，可能与遗传和环境因素有关。

据国内外的统计：类风湿关节炎的患者，女性比男性多，一般女性是男性的2~3倍。该病可发生于任何年龄，发病率一般随年龄增加而升高，发病高峰在30~50岁。

## 何谓关节？

当我们在观看奥运会的乒乓球、足球、篮球、羽毛球、跳水、自由体操等各项比赛时，无不为一个个紧张而激烈的场面拍手叫好，更为运动员那不凡的竞技状态、轻盈的体态、优美的姿势惊叹不已。其实，吃饭、穿衣、写字、弹钢琴、操作电脑……我们日常的一举一动所以能如此机动灵活、随心所欲、操纵自如，都是因为许多骨骼和肌肉协调运动的结果。

骨骼是人体重要的支持性组织，参与构成人体的运动部分。活体骨骼能够不断地进行新陈代谢，具有生长、发育、修复及改建等功能。

众所周知，成人全身的骨头共有206块。骨由骨质、骨膜、骨髓和神经、血管等构成。按骨的基本形态可分为四类：①长骨：呈长管状，分布于四肢，在运动中起杠杆作用；②短骨：形似立方体，分布于承受压力较大而运动复杂的部位，如腕骨；③扁骨：呈板状，主要构成颅骨、胸腔和盆腔的壁，以保护腔内器官和组织，如肋骨和颅盖骨；④不规则骨：形状不规则，如颈、背、腰部的椎骨。根据骨在身体的不同部位进行分类，又可分为颅骨、躯干骨和四肢骨三部分，前两者统称为中轴骨。根据骨的发生进行分类，又可分为膜化骨、软骨化骨以及兼有膜化骨和软骨化骨的复合骨。

那么，这么多骨头是怎样连接在一起的呢？原来在骨头与骨头之间，有一个特别的装置，叫作关节，是它把两块或多块骨头相互连接在一起，并使人能够在运动时达到完美自如的状态。

## 关节分哪几类？

由于人体各部位关节所承担的任务不同，因而关节形状不尽相同，活动大小也不一样。根据两骨间连接组织的不同，关节一般分为3种。

（1）纤维性关节：又叫不动关节，两骨之间由致密纤维结缔组织相连，无活动功能。如头颅骨是由8块扁骨组成，边缘形似锯齿，相互交错，嵌合在一起，中间以骨膜相隔，连成一整块，一点也不能活动；又如牙齿嵌合于齿槽内，也属此类。

（2）软骨关节：又称微动关节。关节之间以软骨组织相连，这类关节仅有部分动作。如由一块块脊椎骨组成的脊柱，在两块脊椎骨之间，垫着一块环状的软骨，再由一种有弹性的绳子——韧带把它们绑在一起，使我们的头颈和胸、腰部能够前后左右弯曲转动，但关节面之间的活动范围较小。

（3）滑膜关节：又叫可动关节。这类关节没有关节盘，或仅残留有软骨板，用以填补关节面的不规则和控制滑液的流动。它有明显的关节腔，腔壁有滑膜，滑液是关节的润滑剂，其关节可有较多的活动。这类关节包括四肢关节及人体中的大多数关节。这类滑膜关节，是关节炎的好发部位。

## 滑膜关节是怎样构成的？

虽然人体各部位滑膜关节的形状和活动大小都不相同，但它们的基本结构相同，都由关节面、关节囊和关节腔3部分组成。

（1）关节面：每一个关节至少有2个骨面，相对的2个关节面是完全分离的，它们的形状相互适应，其中一面呈球形的凸面叫作关节头，另一个呈凹形的叫作关节窝。在这些骨面上都覆盖着一层光滑而富有弹性的透明软骨，称为关节软骨，其厚薄因年龄及部位不同而异，一般为1~7mm，平均为2~3mm，软骨的含水量较高，占重量的70%~75%。软骨表面光滑，并且富有弹性，从而减少了关节活动时的摩擦，在运动时可减轻2个关节面的震动和冲击。

（2）关节囊：在关节骨面和四周包裹着一层膜，使关节腔密闭，称为关节囊。关节囊分内外两层：内层很薄，称为滑膜层；外层则为厚而坚韧的纤维层。纤维囊含有平行和交叉的致密细胞纤维组织，与骨外膜有牢固的连接。在关节囊上可紧附韧带和肌腱，以加强其抗力。滑膜是血管丰富的关节囊内膜，贴于非关节部分，覆盖在关节囊内的骨面上。滑膜呈粉红色，湿而滑润，有时可见绒毛，内含胶原性纤维。滑膜能分泌少量的黏液，叫作滑液，这是一种清晰、无色或黄色黏稠、微带碱性的液体，能滑润关节，减少运动时关节面之间的摩擦，并有营养关节软骨面的作用。

（3）关节腔：是滑膜与关节面围成的腔隙，腔内含有少量滑液。腔内为负压，这对维持关节的稳固性有一定的作用。

滑膜关节由关节面、关节囊和关节腔3部分组成，这是所有滑膜关节的共性。由于各关节关节面的形状不同，关节囊的松紧以及韧带的强弱会有不同，使得它们的结构有所差异，从而赋予各个滑膜关节不同的个性。另外，有些关节还"增设"了一些"辅助装置"，如关节盘，又称半月板，是位于关节面之间的纤维软骨板，能使相应的关节面更加契合；韧带，即连接于相邻两骨之间的致密纤维结缔组织，有的在关节囊内，有的在关节囊外，起着增强关节稳固性的作用；关节唇，是附着于关节窝周边的纤维软骨环，可加深和扩大关节窝，增大关节面，从而加强关节的稳定性。

## 人体怎样润滑关节？

在人的一生中，每一个关节不知要活动多少亿万次。这么频繁的运动，连最硬的钢铁也会有损伤。那么，骨与骨之间为什么不会磨损呢？奥妙何在？原来，在关节处的两块骨面上，都覆盖着一层光滑而富有弹性的关节软骨，其表面像玻璃一样，非常光滑，这样能减轻运动时相互摩擦和震动。这层软骨能不断地生长，前面的磨损脱落了，后面又会长出新的来补充。滑膜所分泌的滑液，可以润滑关节，就像在不断转动的机械上加点润滑油一样，以减少运动时关节面之间的摩擦，并且能营养软骨面，可谓一举两得。

关节的润滑方式，随着关节滑动和负重而不同。关节的润滑有边界润滑和液体膜润滑2种基本方式。边界润滑取决于在接触面上润滑分子单层的化学吸收。在活动时，凭借润滑分子的相互滑动而保护负重面，这样就能防止粘连和擦伤，所以，边界润滑不受润滑剂的黏稠性或接触物刚度性能的影响，而是由关节面上滑液进行化学性吸收。液体膜润滑是以一个较厚的润滑剂膜使两个负重面产生较大的分开，其负载的重力由液体膜的压力来支撑。在没有滑动时，外在压力可由静水压力产生。当关节面在切线位移动，液体的黏稠性使液体流向两面之间的空隙，产生上举力，称为流体动力润滑。若关节面是相互垂直移动，液体在两面之间的空隙内被挤压，具有挤压液体膜润滑作用。

在挤压液体膜润滑和流体动力润滑时，负重能力取决于润滑剂的流变性能（黏稠度）、液体膜形态（两面间空隙的形状）和活动的速度。若负重部位较柔软，这种形变将有利于改变液体膜的形态，使润滑的逸出受到限制，可形成较大的持续液体膜，称为弹性液体动力润滑，能够大大增加负重能力。

另外，在关节活动时，滑液自关节软骨内挤压入关节腔；静止时，滑液又被软骨重新吸收，这一过程也增加了润滑作用。

## 人体骨骼肌有哪些作用？

常言道：红花还需绿叶衬，更何况人体是一个不可分割的整体，关节要活动，离不开肌肉。

骨骼肌是人体最主要的肌组织，分布极为广泛，约占体重的40%，一般均附着在骨骼上，可随人的意志而收缩，所以又称随意肌。

每块骨骼肌都由中间的肌性部分和两端的腱性部分构成。肌性部分由结缔组织膜和肌纤维组成，具有收缩和舒张能力。肌腱位于肌性部分的两端，附着于骨或其他组织，主要由Ⅰ型胶原纤维构成，不能收缩，但抗拉力强，是力的传导部分。Ⅰ型胶原是人体内含量最丰富的胶原类型，占体内胶原的90%，除主要构成骨骼肌腱以外，还参与构成滑膜、皮肤、骨骼及眼睛的角膜、结合膜、巩膜等。

骨骼肌的功能单位是由一个运动神经元和它所支配的全部肌纤维构成的，这一功能单位称为运动单位。骨骼肌的生理功能主要表现为两个方面：一是维持正常肌张力，二是产生运动。

供应骨骼肌的血管大多是邻近血管的分支，常与神经伴行进出肌肉，血管在肌内反复分支，形成巨大的毛细血管网。分布在骨骼肌的神经是混合神经，60%为运动神经纤维，40%为交感神经纤维。此外，还有少许副交感神经纤维。

## 关节有哪些功能？

人们的一举一动都离不开关节，关节的主要功能是运动。它们的运动形式是多种多样的，运动范围也存在着很大的差异。每个关节的正常活动范围受到年龄、性别、胖瘦和锻炼情况的影响，一般规律是年轻、女性、体瘦、经常锻炼者，其关节的活动范围较大；而年老、男性、肥胖、不常锻炼者，其关节的活动范围较小。

关节的运动形式基本上分为3组：屈和伸、内收（关节靠近身体中线）和外展（关节离开身体中线）、内旋和外旋。如上肢的肘关节，能做屈和伸1组动作，腕关节能做屈和伸、内收和外展2组动作；肩关节能做屈伸、内收和外展、内旋和外旋3组动作。

关节要运动，也需要稳定，这一对矛盾，通过关节特殊的结构得到了完美的统一。构成关节的软骨、关节囊的滑膜层、关节腔和腔内的滑液，都有利于关节活动；关节囊的纤维层、关节内外的韧带、关节周围的肌肉紧张度，都有利于增强关节的稳定性。从功能上来看，稳定性好的关节，活动性就受到一定限制；活动性大的关节，稳定性又受到一定影响。如脊柱的主要功能在于支持体重和保护脊髓，因此，脊柱关节的稳定性大而活动性小；上肢的主要功能是活动，因此，上肢关节的活动性大而稳定性小。

## 什么是关节的功能位置？

当关节因病遭受到严重破坏而难以避免其强直的时候，应当选择一个对功能最有利的位置，使它固定在这个位置上，这就是关节的功能位置。上肢的功能，最重要的是保证手的功能；下肢的功能，主要是负重和步行。全身各关节因担负的任务不同，它们的功能位置也不相同。

（1）肩关节：外展45°~60°，前屈30°，内旋15°。

（2）肘关节：屈曲近90°。

（3）腕关节：背屈20°~30°。

（4）手：各指关节大致呈握鸡蛋样子。

（5）髋关节：前屈15°~20°，外展10°~20°，足趾向前。

（6）膝关节：稍屈15°~20°。

（7）踝关节：90°~100°。

（8）跖趾关节：10°~15°。

# 病因篇

- ◆ 类风湿关节炎发病与感染有何关系?
- ◆ 遗传因素是类风湿关节炎的病因吗?
- ◆ 内分泌因素与类风湿关节炎的发病有关吗?
- ◆ 类风湿关节炎发病还与哪些因素有关?
- ◆ 类风湿关节炎的病因究竟是什么?
- ◆ ······

## 类风湿关节炎发病与感染有何关系？

虽然100多年前，已经提出类风湿关节炎这个病名，而且此后世界各国对该病的病因也做了大量的探索和研究，可惜直到现在，仍无定论。

研究发现：类风湿关节炎的发病和分布不具有典型的痢疾、麻疹等传染性疾病的流行病学特征，但这并不能排除感染是类风湿关节炎诱因的可能性，因为感染因子可能通过介导自身免疫反应，引起携带某种基因的易感个体患病。许多研究从关节滑膜组织中分离到了病原体或其基因，并已证明滑膜或软骨中有些病原及其基因序列。另外，许多感染因子诱发的动物关节炎，如病毒性关节炎、反应性关节炎等事实，均提示类风湿关节炎的发病可能与感染有关。有关报道提到过的病原体种类甚多，如细菌中的奇异变形杆菌和结核分枝杆菌，是至今发现的与类风湿关节炎最为相关的2类细菌。在病毒感染与类风湿关节炎的关联中，以对EB病毒的研究最多。近年来对细小病毒，以及其他与类风湿关节炎有关联的病毒，包括巨细胞病毒、肝炎病毒、多种逆转录病毒，如慢病毒、Ⅰ型嗜人T细胞病毒、Ⅰ型和Ⅱ型人类免疫缺陷病毒等也进行了大量的研究。虽然许多研究表明这些病毒在类风湿关节炎中有较高的检出率，但至今还没有确切的证据说明它们在类风湿关节炎中有原发性致病作用。

目前认为：感染致病的一个途径是慢性感染持续存在的刺激，另一个途径是感染仅早期存在，激发免疫反应后被清除，但这种免疫反应却持续存在，作用于关节内自身的抗原，从而引起类风湿关节炎。

## 遗传因素是类风湿关节炎的病因吗？

在风湿病专科门诊中，经常碰到这样的情况：兄弟姐妹、父母子女、外公外婆与外孙外孙女、舅舅姨妈同外甥外甥女一起来诊治类风湿关节炎。这究竟是偶然的巧合，还是内在有着必然的联系？通过对类风湿关节炎病人家系，以及同卵双生子和异卵双生子的研究结果，支持遗传因素在类风湿关节炎的发病中起重要作用这一结论。

据报道，如果同卵双生子中的一个患类风湿关节炎，那么他们的患病一致率为30%~50%；如果父母双方有一人患类风湿关节炎，那么异卵双生子发生率为2%~5%，而一般人群的发病率不到1%。类风湿关节炎的发病的确与遗传有关，这是最有力的证据。

当然，类风湿关节炎在遗传学方面，有其自身的特点。首先，类风湿关节炎发病的家族聚集性相对较低；其次，有多个不同基因参与类风湿关节炎发病，但没有一个特定的基因是发病所必需或单独致病的，它们各自起一小部分作用，使疾病发生的概率略有增加，这就是遗传的低外显或不完全外显；第三是遗传因素不仅决定了疾病的易感性，而且与疾病发展的严重程度和临床表现相关。

另外，通过近10年对人类白细胞抗原系统（HLA）的研究，以及近年来随着生物技术的飞速发展，发现HLA区域外的基因在类风湿关节炎的发病中有着越来越重要的作用。通过分子生物学及遗传学分析等方法的研究发现，某些HLA、免疫球蛋白、肿瘤坏死因子（TNF）和T细胞受体等基因的表达与类风湿关节炎的发病机制及免疫异常有关。由此可见，免疫及遗传因素在类风湿关节炎的发生和发展中起重要作用。

## 内分泌因素与类风湿关节炎的发病有关吗？

因为类风湿关节炎多发生于女性，怀孕期间或有时口服避孕药均可减轻类风湿关节炎的严重程度，甚至可防止发病，说明性激素水平与类风湿关节炎的发生和演变有关；另外，应用糖皮质激素能抑制该病等，所以有人认为：内分泌因素与类风湿关节炎似有一定关系。

据大量观察，更年期女性的类风湿关节炎的发病率明显高于同龄男性及老年女性，类风湿关节炎患者体内雄激素及其代谢产物水平明显降低，说明性激素水平与类风湿关节炎的发生及演变有关。

临床观察也发现，女性月经周期影响类风湿关节炎的病情活动，在月经周期的不同阶段比较类风湿关节炎患者和健康人群，发现类风湿关节炎患者在黄体期孕激素明显减少，在黄体期和卵泡期皮质类固醇和睾酮都减少。这说明存在原发性或继发性肾上腺和性腺的异常。

有一组对类风湿关节炎患者在妊娠与发病及病情活动关系的分析，发现妊娠后大多数患者的病情明显好转，而分娩后1~3个月常有病情加重，也有不少病例是在分娩后3个月内发生类风湿关节炎，提示孕激素水平下降或雌-孕激素失调可能与类风湿关节炎的发病和病情进展有关。国外的研究还发现，男性类风湿关节炎患者的睾酮水平降低，但是这种异常是否直接导致类风湿关节炎的发病还有待研究。

对于雌激素类避孕药对类风湿关节炎的影响并无一致的结论。早期研究发现避孕药可降低类风湿关节炎的发病率，以及减轻类风湿关节炎的病情；后来的研究提示，避孕药物并无这种作用。这些结果的差异可能与避孕药的类型、用量、病例的选择、是否绝经及病情轻重等不同有关。

最近的研究发现，类风湿关节炎的滑膜细胞可表达一种与雌激素受体相关的蛋白质P29，而且类风湿关节炎滑膜的巨噬细胞及记忆T细胞均有雌激素结合蛋白，可见雌激素能对滑膜产生直接影响。另有研究证实，雌激素尚可刺激热休克蛋白的表达，从而间接影响热休克蛋白的致病作用。

雌激素、孕激素、雄激素或其他代谢产物可通过各自的结合蛋白、受体或介导蛋白对类风湿关节炎的发生和演变产生影响。

## 类风湿关节炎发病还与哪些因素有关？

随着人们对类风湿关节炎认识的深入，人们越来越意识到随机因素对类风湿关节炎发病的作用，而且将它摆在一个比较重要的位置。不过随机因素的作用很难通过试验重复得到。这些因素主要从三方面体现它们在类风湿关节炎发病中的作用。

（1）体细胞遗传突变：经典的体细胞遗传突变通常指自身免疫病中T细胞和B细胞上受体的重排。近年来研究认为，在类风湿关节炎滑膜中出现的体细胞突变是造成侵蚀性滑膜血管翳的原因之一。这也增加了体细胞遗传效应参与类风湿关节炎发病的可能性。

（2）后生效应：后生效应为研究有关随机因素影响疾病的表达开拓了新的领域。大多数自身免疫疾病以女性发病为多见，至少在形式上X染色体的失活可能对自身免疫疾病的发病是一种危险因素。

在疾病的发病过程中，许多后生效应容易受到随机事件的影响，这些因素影响疾病表型的变异程度尚不清楚。

（3）与生理过程相关的随机变化：生理过程本身往往受到各种外界因素的影响。在人们选择的生活方式中，吸烟是唯一能够增加类风湿关节炎发病的危险因素。事实上，年龄也可能是类风湿关节炎发病的危险因素，随着年龄的增长，各种随机因素累加作用于个体，是诱发疾病的原因之一。

一般来说，受惊、潮湿、劳累、精神创伤、营养不良、外伤等常是该病的诱发因素。对100例类风湿关节炎患者进行统计表明，以寒冷（42%）和潮湿（27%）诱发者占绝大多数。此外，还有感染（10%）和外伤（8%）及无明显诱因可查者（13%）。

中医学对该病早有精辟的记载。古代医家所称的"白虎历节""痛风""痹"等都像这类疾病，认为多由风寒湿邪气乘虚侵入人体，或素有蕴热，风寒湿郁久化热，留滞经络，闭塞不通而成，若日久不愈，肝肾亏损，筋骨失于濡养，以致关节畸形僵硬。

## 类风湿关节炎的病因究竟是什么？

类风湿关节炎是一系统性炎性疾病，主要侵犯关节的滑膜。炎症常出现于具有遗传倾向的个体，目前参与发病的外源性病因尚未明确。

类风湿关节炎是自身免疫性疾病。从病因上看，可分为机体的因素即遗传素质，和非机体因素即环境中机体外的因素。

类风湿关节炎的发病可能是一种受抗原驱动的"激发-链锁免疫反应"的过程。感染和自身免疫反应是类风湿关节炎发病和病情迁延的中心环节，而内分泌、遗传和环境因素等则增加了类风湿关节炎的易感性。这些因素在发病过程中的不同阶段发挥了不同作用。因此,类风湿关节炎的发生是上述几种或多种因素共同作用的结果。

## 类风湿关节炎有哪些病理变化?

类风湿关节炎的基本病理变化,从发病一开始即为滑膜炎,其显著特点是滑膜的血管增生和炎性细胞浸润;后者进一步导致滑膜、软骨乃至软骨下骨组织的破坏。

滑膜细胞分为A型、B型和C型。A型在形态上类似巨噬细胞,由骨髓迁移而来。B型细胞构成正常滑膜的绝大部分,富含粗面内质网,形似成纤维细胞。C型细胞在形态和功能上介于A型和B型之间。该病最早期的滑膜病变为滑膜水肿和纤维蛋白沉积,随之是滑膜细胞的增生和肥大。正常滑膜仅有1~2层滑膜细胞,而在类风湿关节炎可增厚达3~7层。在早期类风湿关节炎,滑膜的另一种变化是血管内皮细胞肿胀和向柱状细胞的化生。

正常滑膜组织中仅有少量细胞成分。类风湿关节炎病人,外周血淋巴细胞、单核细胞及中性粒细胞等在细胞黏附因子及化学趋化因子作用下,穿过血管内皮细胞间隙进入滑膜间质。

类风湿关节炎另一重要病理改变是血管翳。该病早期即有血管增生,随着病变进展可形成血管翳。血管翳是一种以血管增生和炎性细胞浸润为特征的肉芽组织。血管翳和软骨交界处可见血管、单个核细胞及成纤维细胞侵入软骨内,形成"血管翳-软骨接合区",局部基质金属蛋白酶增加、蛋白多糖减少或缺失及细胞因子分泌增加等。这些变化均可导致软骨的破坏。随着病变的进展,血管翳可逐渐覆盖软骨,导致其变性和降解,形成"血管翳-骨接合区"引起不同程度的骨侵蚀和破坏等。

类风湿关节炎的关节外表现,很多与血管炎有关。类风湿结节可能是小血管炎后的一种肉芽肿性反应。类风湿血管炎可侵及小和中等动脉,可涉及肢体、周围神经及内脏器官。

# 症状篇

◆ 类风湿关节炎有哪些症状?

◆ 类风湿关节炎患者典型的关节表现有哪些?

◆ 类风湿关节炎患者上肢关节有哪些表现?

◆ 类风湿关节炎患者下肢及其他关节有哪些表现?

◆ 类风湿关节炎可致哪些关节畸形?

◆ ······

## 类风湿关节炎有哪些症状？

据观察，类风湿关节炎的第一次发作时间多数在冬春季节，以每年11月、12月和2月份的发病率最高。

类风湿关节炎的临床表现与病程差异很大，从短暂、轻微的少关节炎到急剧进行性的多关节炎及周身血管炎。关节侵犯程度与周身症状及关节外表现的轻重不平行。

类风湿关节炎患者有5%~15%呈急性发作，超过半数起病缓慢。一般来说，关节症状虽然是该病最突出的表现，但最初却不一定出现关节的症状，而且也不一定是最明显的临床表现。患者通常先感到全身疲乏、食欲不振、消瘦、手足麻木、刺痛，或伴有全身肌肉疼痛，继而出现1~2个关节的疼痛和僵硬，僵硬往往在晨间较为明显，称为晨僵，可持续几小时，这时关节的外观并无异常。接着便出现关节肿大和疼痛，逐渐为对称性多关节肿痛；四肢大小关节呈游走性疼痛、肿胀；近端指间关节呈具有特征性的梭形肿胀。关节肿痛的结果，使活动受到限制，慢慢就出现肌肉萎缩，关节强硬变形。有些患者病变累及颞颌关节，以致张口困难，连吃苹果、梨、馒头都不方便。如果四肢的重要关节僵硬变形的话，患者不但丧失了劳动力，甚至连生活也不能自理。另外需要指出的是：类风湿关节炎不是一个关节局部的疾病，而是一个全身性疾病，因此有些患者可出现全身其他系统的病变，如类风湿结节、皮肤溃疡、淋巴结肿、肺纤维化、脾大、巩膜炎等。

关节肿痛以指、趾小关节的发病率最高，且最早出现。如果大关节首先发作，多以单个关节疼痛或肿胀开始者，应该注意与感染性关节炎和痛风性关节炎等病相区别。

部分患者的胸锁、寰枢关节（位于咽喉）及其他部位颈椎均可受累。寰枢关节受累，可致颈前疼痛、吞咽困难、呼吸短促或声音嘶哑。腕部屈肌腱鞘炎压迫正中神经时，可引起腕管综合征。腘窝囊肿是由膝关节滑膜炎发展而来的，当膝关节活动时，膝内压力增加，大量滑液外渗，形成一个囊状包裹囊肿，积液进入腘窝滑囊后则不易逆流，致使囊肿逐渐增加，严重者可出现囊肿破裂，使积液进入腓肠肌（即小腿肚）或踝关节而引起局部突然疼痛、肿胀或软组织包块。渗出积液增多时可压迫静脉，导致小腿肿胀或静脉曲张，甚至引起类似血栓性静脉炎的表现，将足过度背屈时腓肠肌会出现疼痛、下肢肿胀，并伴全身发热及血白细胞升高。

## 类风湿关节炎患者典型的关节表现有哪些？

类风湿关节炎患者都有关节发炎，那么，究竟有哪些典型的关节表现呢？

（1）关节肿胀：类风湿关节炎患者的关节肿胀主要由关节腔积液、滑膜增生及组织间水肿而致。在炎症早期以滑膜关节周围组织的水肿及炎细胞渗出为主，在病变中、后期主要表现为滑膜的增生和肥厚。以双手近端指间关节、掌指关节及腕关节受累最为常见。滑膜增厚而致的关节周围囊性感最早表现在小关节。在晚期，膝关节周围的囊性感或"面团样"感觉比较常见。关节腔积液是关节肿胀的另一个主要原因。

（2）关节痛和触痛：除关节软骨外，滑膜、骨膜、韧带及肌腱均受3种神经纤维支配，它们感受关节的运动（本身感觉）及主要传导各种不良刺激。在类风湿关节炎患者，这种刺激可来自前列腺素$E_2$、$D_2$和$I_2$，缓激肽及P物质，以及由此而引起的关节滑膜和软组织水肿及细胞浸润。同时，神经纤维对去甲肾上腺素及末梢去电荷的敏感性增强，是类风湿关节炎关节疼痛及触痛的另一个因素。

类风湿关节炎的关节疼痛和触痛很难量化，其程度往往因人而异，在一定程度上与炎症部位、积液形成速度及量的多少有关：关节滑液出现较慢及病程较长者疼痛及触痛较轻；滑液多者疼痛及触痛反而较轻或仅感关节发胀。不少患者有明显关节处疼痛及按压痛，严重者可有拒按等重度疼痛表现。

（3）晨僵：晨僵是指患者清晨醒后关节部位出现发僵和发紧感，活动后这种感觉可得到明显改善。

（4）关节畸形：类风湿关节炎早期未得到及时、合理治疗，大多数患者会发展为关节破坏和畸形。

（5）骨质疏松：类风湿关节炎患者的骨质疏松相当常见，而且随着病程延长发生率上升。类风湿关节炎的骨质疏松可能与三方面因素有关：①成骨细胞功能减低；②溶骨作用增加（可继发于甲状腺素增高等）；③钙吸收减少。

## 类风湿关节炎患者上肢关节有哪些表现？

顾名思义，绝大多数类风湿关节炎患者还是以关节疼痛和肿胀起病。首发关节的部位及数目则因人而异。随着病程的进展，受累关节往往增多，病变程度逐渐加重。那么，上肢关节有哪些表现呢？

（1）手关节：几乎全部类风湿关节炎患者都有手关节受累。近端指间关节、掌指关节及腕关节病变最为常见，而且常常是类风湿关节炎最早出现症状的关节，表现为关节疼痛、肿胀、压痛、握拳不紧及晨僵。有些患者可出现"扳机指"或"铰链–解锁"现象，即关节在活动中突然"卡住"，经缓慢活动后"松解"，可伴有轻微或明显的局部疼痛。

近端指间关节在受累之初可表现为轻度肿胀，以后肿胀加重呈梭形。在病程较长者，可出现不同的畸形。

（2）腕关节：腕关节伸侧的弥漫性软组织肿胀及压痛是其特征性表现，主要是由于伸腕肌腱鞘炎及其邻近组织炎症反应引起。在类风湿关节炎早期，腕关节伸侧有时可触及类腱鞘囊肿的囊性结构。可见腕伸侧局限性隆起有"飘浮"感，按压后隆起可消失。在腕关节掌侧也可出现滑囊积液、组织水肿和囊性物，滑囊及局部组织水肿可压迫正中神经，导致腕管综合征。

腕关节病变发展引起腕骨关节间隙变狭或消失、骨破坏及强直。

（3）肘关节：在类风湿关节炎早期，肘关节较少受累。但随着病程进展，约半数病人可出现肘关节受累的表现。部分患者甚至无明显疼痛，直至出现明显肘关节伸直受限时才引起注意。手和肩关节对肘关节的代偿作用可能是肘关节受累不被注意的原因之一。

（4）肩关节：类风湿关节炎患者的肩关节受累相当常见。全关节受累时可见整个肩部肿胀、肩部活动受限和疼痛。

（5）胸锁及肩锁关节：类风湿关节炎的患者多有此关节的受累，一般有关节局部的疼痛、压痛及软组织肿胀，向患侧卧位时关节疼痛加重。在晚期，可出现这些关节的半脱位。

## 类风湿关节炎患者下肢及其他关节有哪些表现？

类风湿关节炎除对上肢关节的累及外，对下肢及其他关节也可以有所累及。

（1）足和踝关节：约30%的类风湿关节炎患者有足关节受累。可形成近端趾间关节"上翘"畸形，病变延长时可出现拇趾外翻、拇趾滑膜炎及跖趾关节腱鞘炎。类风湿关节炎患者很少有远端趾间关节受累。

在少关节型和轻症类风湿关节炎患者，踝关节很少受累，但在重症进展性类风湿关节炎，踝关节病变则比较常见。表现为踝关节疼痛，内、外侧肿胀及囊性结构形成。晚期则出现踝关节旋前及外翻畸形。部分患者可有跟腱疼痛，周围软组织肿胀及皮下结节。

（2）膝关节：类风湿关节炎患者的膝关节受累很常见，发生率可达90%，以膝关节为首发部位的占1%。表现为膝关节疼痛、肿胀及活动受限。膝关节是最易发现关节腔积液的部位。部分患者为减轻局部疼痛，经常使膝关节保持在屈曲位置，时间一长，常出现膝关节伸直受限及屈曲挛缩。

膝关节屈曲可使关节腔内压力骤然增加，在有明显膝关节积液患者，关节内压力可使积液挤入膝后滑囊，形成腘窝囊肿。

（3）髋关节：约半数类风湿关节炎患者出现髋关节受累，而以髋关节为首发症状者不足5%。可出现髋关节活动时疼痛，内旋受限或腹股沟区疼痛。

（4）骶髂关节：约有10%类风湿关节炎患者有骶髂关节受累，可为单侧或双侧病变，大多数患者无明显腰骶部疼痛。

（5）颞颌关节：超过半数的类风湿关节炎患者在病程中出现颞颌关节病变，但其受累程度可以相差很大。主要表现为局部疼痛、肿胀及张口受限，以致不敢咀嚼。偶尔可出现局部急起疼痛，患者因疼痛不能咬合；有时患者可听到颞颌关节"咿扎"声。

（6）脊柱关节：在类风湿关节炎早期，20%～30%的患者伴寰枢关节受累，该关节属可动滑膜关节，其活动可控制声带张力，从而影响发声，以致出现声音嘶哑或咽痛。在中、重症类风湿关节炎患者，该关节病变发生率可达54%。

除寰枢关节外，其他颈椎关节、胸及腰椎关节受累少见。

（7）听骨关节：有听力异常的类风湿关节炎患者中，38%伴鼓膜张力增加。这种异常与听骨小关节滑膜炎、滑膜及软骨组织侵蚀致听骨变短有关。听力下降可随类风湿关节炎的控制好转。

## 类风湿关节炎可致哪些关节畸形？

类风湿关节炎可以使部分患者出现关节畸形，成为它的一大特点。类风湿关节炎的关节畸形可谓形形色色，"花式品种"繁多，如手指、足趾屈曲成爪形，肘关节、膝关节屈曲不能伸直等，既影响了美观，又不能发挥正常功能。

患了类风湿关节炎的不少患者，很可能一开始就出现近端指间关节与掌指关节肿胀、疼痛、晨僵与活动受限。随着病情的进展，双手持物无力、握力减退，并逐渐加重，至疾病晚期可出现不同程度的关节畸形。现介绍手的5种畸形。

（1）尺偏畸形：因软组织松弛无力，除拇指外，其余四指的远端，均以掌指关节为轴心，向小指一侧偏斜，导致手的"之"字形改变。

（2）"鹅颈"畸形：掌指关节屈曲，近端指间关节过伸，远端指间关节屈曲。从侧面看上去很像鹅的颈部。

（3）"钮孔花"畸形：近端指间关节完全丧失主动伸直能力，固定于屈曲位，远端指间关节过伸。

（4）"望远镜"畸形：由于指间关节软骨及骨质的广泛破坏和吸收，以致手指明显缩短，手指皮肤有明显风琴样皱纹，手指关节松弛不稳，且有异常的侧向活动。受累手指可被拉长或缩短，好像古老的望远镜。

（5）"槌状指"畸形：指伸屈肌腱不完全撕裂，使肌腱延长，而形成远端指间关节的屈曲畸形。

类风湿关节炎患者的拇指畸形有3种：①类钮孔花畸形，由于关节囊的炎症及指间关节畸形的代偿而致；②因腕掌关节炎及内收拇指肌挛缩引起的尺侧半脱位；③腕掌内收、掌指屈曲及指间关节过伸的"捏状"畸形。

以上改变都可导致手部力量和功能的丧失。

## 为什么会发生关节畸形？

类风湿关节炎的病理变化主要在关节滑膜。疾病早期，滑膜发炎，有充血水肿，以及大量单核细胞、多形核细胞及淋巴细胞浸润，常有小区浅表性滑膜细胞坏死而形成的糜烂，并覆有纤维素样沉积物。经过3~6个月，逐渐转变成慢性滑膜炎，滑膜炎的进一步发展便形成血管翳。血管翳持续增长扩张，覆盖于关节软骨面，阻断软骨与滑液的接触，影响其摄取营养。同时，血管翳中的免疫活性细胞释放许多炎性介质及蛋白水解酶、胶原酶等，对关节软骨、软骨下骨，以及韧带、肌腱等组织进行侵蚀，以致使关节软骨破坏、软骨下骨溶解、关节囊破坏松弛、关节肌肉萎缩，韧带拉长发生断裂，最后导致关节畸形，活动受限。

另外，由于关节疼痛引起保护性肌肉疼痛，使关节长期处于非功能位，也可使肌肉和韧带挛缩发生关节畸形。待到类风湿关节炎晚期，两关节面之间纤维增生，甚至骨化，使关节强直，功能完全丧失。

## 类风湿关节炎关节功能如何分级？

美国风湿病学会按类风湿关节炎患者的关节功能，制订了如下分级。

Ⅰ级：胜任日常生活中的各项活动（包括生活自理，职业和非职业活动）。

Ⅱ级：生活自理和工作，非职业活动受限。

Ⅲ级：生活自理，但职业和非职业活动受限。

Ⅳ级：生活不能自理，且丧失工作能力。

以上所提到的生活自理活动，包括穿衣、进食、沐浴、整理和上厕所。非职业指娱乐和（或）休闲，职业指工作、上学、持家。

## 什么是腕管综合征？

腕管综合征的发生与人的腕部解剖特点有关。在手腕部有8块小骨头，称为腕骨，在掌侧面呈轻度弧形排列，它们被手掌部的韧带包绕形成一条纤维骨性鞘管，就像一条"隧道"，医学上称为"腕管"。就在这"隧道"内，有9条指屈肌腱和1条正中神经通过。其中，要数正中神经最为娇嫩，但又是一条极为重要的"信息高速公路"。这10条车道（肌腱及神经）在"隧道"内排列十分拥挤，几乎没有留下空隙。若有风吹草动，如"隧道"内压力稍有增高，首当其冲的是正中神经受压，使这条"信息高速公路"不畅或"瘫痪"，这时患者就会出现相应的临床症状，医学上称为腕管综合征。

类风湿关节炎腕关节病变最常见的病理变化是滑膜炎，急性滑膜炎时腕部软组织出现肿胀、滑膜增生肥厚及腱鞘炎。掌侧的滑膜增生肥厚和腱鞘炎可压迫腕横韧带下的正中神经，引起腕管综合征，临床上出现拇指、食指、中指的掌侧面及无名指桡侧皮肤感觉异常与减退，可有发作性烧灼痛或针刺样麻木感，在夜间更甚。腕管综合征也可伴有大鱼际肌的萎缩。

## 为什么会发生晨僵？

类风湿关节炎患者常会这样诉说：在清晨醒来后，感到受累关节及其附近肌肉发僵、活动不灵活、握不紧拳，甚至连扣衣扣、梳头、刷牙等都难以完成，需要慢慢活动后，或用热水洗手以后，这种僵硬感才得以减轻或缓解。晨僵时间的正确计算方法，应从患者清醒后出现僵硬感算起，到僵硬感开始减轻时为止，通常以分钟计算。

晨僵是炎症的一种非特异性表现。类风湿性关节炎的基本病理变化是滑膜炎和血管炎，滑膜炎时滑膜和关节囊充血、水肿、增厚、变粗糙、肉芽组织形成，造成关节内循环障碍。关节周围组织的血管炎，导致血管管径狭窄，引起关节外循环不畅。在活动时血液和淋巴液还能正常流动，长期静止不动就易淤滞不畅。出现晨僵的原因就在于睡眠或运动减少时，水肿液蓄积在炎性组织，使关节周围组织肿胀所致。患者活动后，随着肌肉的收缩，水肿液被淋巴管和小静脉吸收，晨僵也随之缓解。因此，只要受累关节活动减少或维持在同一位置较长时间就会出现僵硬，白天也可出现关节发僵。类风湿关节炎患者在急性期或病情活动期均有晨僵出现，持续时间和滑膜炎的严重程度成正比。严重者在醒着的时候可"全天"持续不止，尽管这种持续的发僵感严格地说已大大超过晨僵的范围，但待病情好转，晨僵时间缩短或减轻，病情缓解时可完全消失。当然，也有少数患者的晨僵并不明显，可能与滑膜和周围组织病变程度，以及个体对疼痛或发僵的感受程度不同有关。晨僵是观察和判断病情轻重的重要指标之一，一般晨僵时间超过30分钟有临床意义。据研究，西方国家的类风湿关节炎患者晨僵时间比东方人长，美国风湿病学会制订的类风湿关节炎诊断标准中，就有一条提到：晨僵要超过1小时。

话还得说回来，晨僵并非类风湿关节炎所特有，在许多类型的炎症性关节炎，如系统性红斑狼疮以及风湿性多肌痛等都有这种表现；骨关节炎的患者也有晨僵的感觉，但往往是暂时的。

## 类风湿关节炎有哪些关节外病变？

类风湿关节炎是一种全身性疾病，除关节病变外，还可出现多种关节外的损害，有时关节外的病变还相当严重，甚至危及患者的生命。因此，关节外表现是类风湿关节炎临床表现的重要组成部分，了解关节外表现，对认识类风湿关节炎全貌非常重要。

类风湿关节炎患者关节以外的病变并不少见，其表现可以是多方面的。对一组127例住院患者的观察，患有关节以外病变的高达76%，其中只有1项病变者占总例数的34%，有2项以上者占42%。关节外病变主要发生在类风湿因子阳性和关节炎症状严重的患者。

常见的关节外病变有：血液学改变、类风湿结节、血管炎、胸膜和肺部病变、心脏病变、神经系统病变、眼部病变和肾脏损害等。

## 什么是类风湿结节？

类风湿结节是一种较硬、圆形或椭圆形的小结。临床上可分浅表结节和深部结节2种类型。

类风湿结节可见于5%~15%的类风湿关节炎患者，在西方国家其发生率甚至可达30%~40%。结节多位于关节隆突部及经常受压处，如肘关节鹰嘴突，腕、指伸侧，头皮、坐骨结节、膝关节及跟腱附近等。由于这些骨突起的部位，局部小血管容易破裂，使含有免疫复合物的类风湿因子在该处淤积，吸引大量巨噬细胞到该处，并被激活，促使结节形成。在统计的100例类风湿关节炎患者中，发现类风湿结节的有13例：发生于鹰嘴突的有10例，且有6例呈对称性；发生于近端指间关节伸侧的2例；腕关节1例。结节可黏附在骨膜、肌腱或腱鞘上，结节直径自数毫米至3~4cm，质地多较韧，不易活动，无压痛，结节可存在数月至数年而不消退。在临床上还可见到一种特殊类型的浅表性类风湿结节，表现为手指、前臂、尾骨及踝关节附近的多发性皮内结节，其体积较小，直径数毫米，分布表浅，甚至可以捏起。因此，类风湿结节在体表可有上述的皮下结节和皮内结节2种类型。

类风湿结节也可以发生在内脏，即所谓的深部结节。这种结节常常见于摩擦多的部位，如胸膜、心包表面，甚至心内膜。心内膜可引起明显的心脏症状及体征，而胸膜和心包膜的结节往往无任何表现。

类风湿结节多伴发活动性关节炎和其他关节外病变，故可提示疾病的活动性。随着该病得到控制或缓解，类风湿结节也可缩小或消失。临床上，可将其作为疾病缓解的指标之一。

## 血管炎是什么？

血管炎是重症类风湿关节炎的表现之一，多见于类风湿因子阳性，伴有淋巴结病变及骨质破坏明显者。类风湿血管炎可影响各类血管，但以中、小动脉受累更为常见。血管炎症以血管外膜病变为主，但血管其他各层均可被侵犯。类风湿血管炎还可伴发血管内膜增生、血栓形成和内膜纤维化。类风湿关节炎血管炎的临床表现以受累血管的大小、累及的部位不同而呈多样性，可发生指甲下和指（趾）垫的裂片形出血和指（趾）坏疽。类风湿血管炎的皮肤损害，可见皮肤慢性溃疡、紫癜、网状青斑、瘀斑及毛细血管扩张等，小腿部和踝部尤为多见。供给神经和内脏血流的血管受累，可引起相应的外周神经病变和内脏梗死，常见的有：多发性单神经炎、角膜炎、巩膜炎、视网膜血管炎和肝脾肿大，少数病例可造成肺动脉高压、肠穿孔、心肌梗死、脑血管意外等。

研究提示类风湿因子、补体和免疫复合物与血管炎的发生有关。

类风湿血管炎的诊断主要靠临床特征，如类风湿关节炎患者伴发皮肤溃疡、多发性单神经炎等。皮疹或组织活检对类风湿血管炎的诊断有帮助。

## 类风湿关节炎患者胸膜和肺有哪些变化？

胸膜和肺部病变包括胸膜炎、肺间质纤维化、肺类风湿结节、间质性肺炎和肺泡炎等。

（1）胸膜炎：约有半数以上类风湿关节炎患者尸体检查时发现有陈旧性胸膜炎。据有关资料统计：在临床上，类风湿关节炎病程中最终发生胸膜炎的患者可达20%。类风湿关节炎胸膜炎在男性患者中多见，类风湿因子阳性及有类风湿结节者也易伴发胸膜炎。这种胸膜炎大多无疼痛等症状，胸腔积液一般为少量，偶有中量或大量积液者，多数患者胸腔积液中可查到类风湿因子。

（2）肺间质纤维化：在男性类风湿关节炎患者、重症患者及类风湿因子阳性者多见。胸片可见肺野网状纹理，严重者可呈"蜂窝"样改变；高分辨率CT检查，可呈特征性"网格"样。肺功能测定一般呈肺活量及弥散功能下降。

（3）肺类风湿结节：类风湿结节可发生在身体的任何部位，也可侵犯到内脏器官，最常见的会累及肺部，见于5%~10%的患者，可在病程的任何阶段出现。胸片上结节阴影直径在0.3~5cm，以肺上部受累为主，一般为多发，偶有单发者。肺内类风湿结节多见于重症类风湿关节炎，或伴有皮下结节及类风湿因子阳性者，其消长与类风湿关节炎的活动性一致。肺内结节有多种转归形式：①可自动或经治疗后消散；②结节的大小经久不变；③结节中心坏死或液化；④结节增大。

肺类风湿结节的诊断主要靠X线检查，而CT及磁共振成像（MRI）的敏感性及特异性更高。

在患类风湿关节炎的煤矿、金矿及从事石棉、陶瓷、矽尘等产业工人中，患者的类风湿关节炎与尘肺同时存在，肺中有多发性结节，大小不一，可融合形成空洞和钙化。

（4）间质性肺炎和肺泡炎：极少数类风湿关节炎患者可发生间质性肺炎，甚至累及肺泡和支气管，出现相应的肺泡炎及支气管炎，临床上会出现胸闷、气短和呼吸困难。

少数患者可出现肺血管炎及肺动脉高压。

## 类风湿关节炎患者心脏会有什么变化？

心脏的心包、心内膜、心肌、心瓣膜、心脏的传导系统都有可能受到影响。

（1）心包炎：类风湿关节炎患者最常见的心脏受累部位是心包炎，心包炎可发生在类风湿关节炎病程的任何阶段，但更多见于伴发类风湿结节、血管炎、类风湿因子阳性及病情活动者，超声心动图是一种敏感的检查方法。心包液检查可发现类风湿因子、免疫复合物及补体，糖水平减低，中性粒细胞及红细胞渗出，胆固醇浓度可增高，甚至会形成结晶。

（2）心内膜炎：以主动脉瓣受累最常见，其次为二尖瓣。表现为弥漫性瓣膜增厚和纤维化，甚至形成结节。瓣膜病变的早期大多无症状，但病变广泛可出现多个瓣膜病有关临床表现。

（3）心肌炎：发生率可达10%，其中包括坏死性心肌炎、弥漫性心肌炎、局限性心肌纤维化、肥厚型心肌病及心肌结节。

当心肌病变累及心脏传导系统时，可导致不完全性或完全性房室传导阻滞及其他心律不齐。尸检曾发现心肌内类风湿结节、梗死、血管炎、炎性细胞浸润及淀粉样变性。

## 类风湿关节炎患者神经系统有哪些变化？

类风湿关节炎患者的神经病变多因免疫复合物和补体等致炎因子引起的血管炎或神经末梢变性及脱髓鞘而致。神经病损包括以下几个方面。

（1）感觉型周围神经病：本型起病较急，症状多较明显，是类风湿关节炎较常见的一种周围神经病。多呈慢性发展，以肢端感觉异常为主，如手足发麻、烧灼感及触觉减退等。症状多随类风湿关节炎的病情变化而演变。

（2）混合性周围神经病：本型起病较急，症状多较明显，除具有感觉型周围神经病的症状外，还有远端肌无力、肌萎缩，甚至足下垂。临床症状和体征变化缓慢。有时类风湿关节炎的活动期得到控制后，神经症状仍不能恢复，运动神经损害的表现尤其顽固。

（3）多发性单神经炎：多见于上肢的尺神经、桡神经及下肢的腓总神经、胫神经等受累，表现为受损神经支配区感觉过敏及运动异常，如麻木、疼痛、触觉减退、蚁行感、肌无力、腕下垂、足下垂等。

（4）颈脊髓神经病：主要表现为颈部、上肢及肩胛区的感觉异常。其发生除与上述神经受累的机制有关外，还可因颈椎关节，如寰枢关节等半脱位压迫而致。

（5）嵌压性周围神经病：如腕管综合征。另外，尺神经、桡神经及颈后神经等均可因局部组织肿胀及炎性浸润导致不同程度的神经受压症状。

## 类风湿关节炎患者眼、肾、淋巴结有哪些病变？

类风湿关节炎患者的眼部病变，可引起巩膜炎、巩膜外层炎、穿透性巩膜软化、角膜炎及继发性眼干燥症，也可发生葡萄膜炎、巩膜外层结节、虹膜炎等。

类风湿关节炎患者的肾脏损害有2个原因：与血管炎有关的原发性肾损害和与金制剂、青霉胺、环孢素、非甾体抗炎药等药物有关的继发性肾损害。类风湿关节炎本身很少引起肾损害，但有严重血管炎者可累及肾脏。这是因为类风湿关节炎引起的淀粉样变也可引起肾脏损害。

淀粉样变在类风湿关节炎属继发性，可侵及任何一器官，出现蛋白尿时应考虑该征的可能，诊断靠牙龈、直肠和受侵组织的活检。淀粉样变大多发生在病程较长的患者。

30%的类风湿关节炎患者可有淋巴结肿大，患者大多同时伴有活动性关节病变及类风湿因子阳性，男性患者相对多见。表浅及深部淋巴结均可受累，浅表处多为对称性和普遍增大，肿大的淋巴结直径可达数厘米。极少数患者可因淋巴结肿大而影响淋巴回流，导致淋巴性水肿。

部分类风湿关节炎患者还可出现因血管炎或淀粉样变而致的胃肠道、肝、脾及胰腺损害。

## 哪些指标提示易发生内脏损害？

可以这样说，类风湿关节炎的最大特点是部分患者容易发现关节畸形。根据临床观察，在所有疾病中，类风湿关节炎的致畸率、致残率是最高的。

常见的关节畸形各种各样，有的手变成鸡爪状，有的两上肢伸不直，有的两膝关节屈曲致使行走困难，但这些患者罕有因病致死的。类风湿关节炎死亡原因主要是感染、心血管、肾脏的疾病。有资料表明，若有关节外表现，即内脏受累的类风湿关节炎患者，其病死率比无关节外表现的患者高出1倍左右。因此，哪些指标能提示类风湿关节炎患者容易发生内脏受累，这是大家非常关心的问题。到目前为止，尚无指点"迷津"的确切依据，但以下几项指标，有助于作出判断。

（1）高滴度的类风湿因子。

（2）HLA-DR4（人类白细胞抗原DR4）阳性。

（3）抗角质蛋白抗体阳性。

（4）嗜酸粒细胞增多，常常提示类风湿结节、肺纤维化、血管炎、浆膜炎的发生率增高。

（5）血小板计数增多，也提示类风湿关节炎的严重程度和关节外表现密切相关。

当然，类风湿关节炎患者一旦出现任何不适，应抓紧时间做相应的体检，以及实验室、X线等检查。

## 类风湿关节炎有哪些发病类型？

类风湿关节炎的起病形式有多种，按其轻重缓急，一般可分为3种：①慢性发病型：占60%~70%，这些患者常于数周或数月内逐渐起病，多以全身症状为主，有低热、乏力、食欲不振、体重减轻、不适或伴有全身肌肉疼痛，随后出现关节症状，如晨僵、关节疼痛和肿胀。最初多为非对称性，以后表现为对称性关节炎。关节肿痛可出现在多个部位，此起彼伏，常常是前一个关节的症状未完全缓解，又出现另一个关节受累。慢性关节炎可导致关节周围肌肉的萎缩和肌无力等。②急性发病型：占5%~15%，关节肿痛等症状可在几天之内出现，患者常常能明确指出症状发生的具体日期。除发病较急外，往往病情也较重，尤其多见于老年发病的患者。

③亚急性发病型：有15%~20%患者，其关节受累特点与急性型类似，但一般在1周至数周内出现，全身表现相对较重。

若按发病时关节受损的多少，可分为：①单关节炎：以单关节炎起病的类风湿关节炎并非少见。一开始仅累及单个关节，可持续数周至数月，甚至1年或更久，之后渐出现其他关节受累。患者常无明显诱因，偶尔继于一次轻微的外伤，常被诊断为外伤性滑膜炎。因此，对所有不明原因的单关节炎均应做进一步检查。②少关节炎：以少关节炎起病者多于单关节炎或多关节炎起病者，是类风湿关节炎发病的常见类型。开始时病变仅局限于2~4个关节，数月后才发展为典型的多关节炎，并出现晨僵及全身症状。以少关节炎发病的大多呈亚急性或慢性发展。③多关节炎：以多关节炎发病者一般起病较急，并多伴有疲乏、纳差或低热等全身症状。

## 类风湿关节炎有哪些特殊类型？

类风湿关节炎大多数患者都具有一些"大众化"的表现，而有一部分患者却具有一些与众不同的特征，这些特殊类型如下。

（1）多肌痛类型：老年人多以该型起病，比年轻病人多4倍，主要表现为肩和臀部肌肉严重僵硬和疼痛，以后再出现关节肿痛。

（2）凹陷水肿型：老年人占多数，出现对称性腕关节、屈肌腱鞘及手小关节的急性炎症，伴手背部凹陷性水肿。双侧肘、肩、髋、膝、踝及足关节均可受累。患者甚至可以准确指出发作的日期和时间，这些患者的类风湿因子持续阴性。对多种非甾体抗炎药反应差，而对小剂量肾上腺皮质激素却十分敏感，如泼尼松（强的松）每日10mg，即可显著减轻手背水肿。

（3）反复型风湿症：表现为急性关节炎的反复发作，每次发作以单个或少数几个关节急性开始，可在数小时内达到高峰，好发于手指、腕、肩及膝关节，出现红肿，所有症状可在数小时内或数天内完全消退。发作间期关节完全正常，约1/3患者的类风湿因子阳性，常见血沉增快，但发作间期可降至正常。约有半数患者在初次发作的20年之后发展为持续性的关节损伤，并出现类风湿关节炎的其他特征性表现。治疗多选用非甾体抗炎药，对关节炎持续较久的患者，给予羟氯喹或金制剂治疗效果满意。

（4）健壮型关节炎：其特点是以增生为主的慢性关节炎，多见于从事体力劳动的男性，一般无痛或疼痛轻微，很少引起关节畸形，但皮下结节常见。一般无关节周围骨质疏松，但有明显的骨增生表现，并可见软骨下囊性改变。

此外，还有费尔蒂综合征、大颗粒淋巴细胞综合征、成人斯蒂尔病等。

## 费尔蒂综合征有哪些特点？

费尔蒂（Felty）综合征是指除有典型的类风湿关节炎临床表现外，伴有脾脏肿大和白细胞减少的一种严重型类风湿关节炎。白细胞减少的原因与脾功能亢进，或存在针对中性粒细胞的特异抗体，或存在骨髓抑制因子等有关。

费尔蒂综合征的发生可能与遗传有关，有明显的家族聚集倾向，据统计：有家族史者发病机会较无家族史高7倍，几乎所有病人都呈HLA-DR4（人类白细胞抗原DR4）阳性。

费尔蒂综合征较少见，约占所有类风湿关节炎患者的1%，多数为女性。年龄在50岁以上，病程较长（平均为10~15年）的活动期类风湿关节炎患者，关节病变严重、类风湿因子常呈高滴度。部分患者可呈抗核抗体或抗组蛋白抗体阳性，少数补体降低。感染和腿部溃疡是与脾大、粒细胞减少有关的两大病症，肺部和皮肤是容易感染的部位。皮肤感染后可并发溃疡，多位于小腿胫前及踝部，且溃疡较深。白细胞减少主要为粒细胞减少，有些患者仅在数周内即可发生明显下降，多数患者不能自然恢复。不少患者同时存在轻、中度贫血及血小板减少。因此，患者还可有发热、出血等症状。

费尔蒂综合征的治疗与一般类风湿关节炎相同。患者一旦出现症状，应在抗生素控制感染的基础上，加用肾上腺皮质激素和细胞毒免疫抑制剂。

据报道：脾切除后，感染的发生率有所下降，但白细胞减少并不能完全纠正，且只能收到暂时效果，近半数患者可复发。注射金制剂、锂盐、非格司亭（粒细胞集落刺激因子）对升高粒细胞有一定效果。

## 什么是大颗粒淋巴细胞综合征？

大颗粒淋巴细胞综合征与费尔蒂综合征有着类似的临床症状，也称为假费尔蒂综合征。其特点是在患者的外周血中可查到大颗粒淋巴细胞，并伴有多关节炎、中性粒细胞减少、脾大及易于感染。大颗粒淋巴细胞综合征可见于30%的类风湿关节炎合并粒细胞减低者，以及25%的费尔蒂综合征患者。大颗粒淋巴细胞综合征患者大多数携带HLA-DR4基因，并与费尔蒂综合征有许多类似特点。但是，大颗粒淋巴细胞的出现是两者的主要不同之点。

大颗粒淋巴细胞综合征无特殊治疗方法，脾切除不但无效，甚至会使病情加重。

## 成人斯蒂尔病有哪些特征？

成人斯蒂尔病（adult onset Still's disease，AOSD）这一病名的真正使用始于1971年，是一种较少见的类风湿关节炎，呈周期性发作与缓解交替过程。发病年龄以18~25岁多见，占65%~86%，50岁以上罕见，男女发病率基本相等。

成人斯蒂尔病常有咽痛，出现不明原因的高热，通常在午后或傍晚最高，达39~40℃，持续时间一般不超过4小时，1天1个高峰，偶尔1天有2个高峰，每次发作历时数周至数月不等，约半数以上患者伴有畏寒，一般没有寒战。发热时间虽长，但患者一般情况尚好。发热时若使用抗生素则无效，而应用肾上腺皮质激素或非甾体抗炎药能使体温降至正常。在发热时，伴有主要分布于躯干、可向四肢扩散的皮疹，其表现为弥漫性充血性红色斑丘疹，有些患者可呈荨麻疹结节性红斑或出血点，一般不痒，有时有轻度瘙痒感。皮疹出现时间无规律性，多于发热时出现，随热退而消失，呈一过性，皮疹消退后不留痕迹，但少数可遗有大片色素沉着。在起病时，关节炎症状并不突出，一般只有少数关节累及，以膝、腕、肘、踝、髋等大关节多见，部分患者只有关节疼痛而不出现肿胀，可随发热消退而减轻。大部分患者在发热数周、数月，甚至数年后才发展为典型的类风湿关节炎。多数患者在发热时出现不同程度的肌肉酸痛，少数患者出现肌无力及肌酶轻度升高。多数患者有肝、脾、淋巴结肿大，也可有胸膜炎和心包炎的表现。部分患者可有腹痛，以及头痛、呕吐、癫痫、脑膜脑炎、颅内高压等神经系统病变的表现。肾脏损害较少见，一般为轻度蛋白尿，以发热时反应明显。类风湿结节很少发生。

检查白细胞数可升高，甚至很高，呈类白血病反应；在无胃肠道失血的情况下出现持续性和进行性贫血；半数以上患者血小板计数升高；血沉明显增快；C反应蛋白轻度或中度升高；类风湿因子阴性；免疫球蛋白和γ-球蛋白可以升高；血培养及其他细菌学检查均为阴性；血清铁蛋白在疾病活动期明显升高，可超过正常水平10倍以上。

X线检查，在早期可见软组织肿胀和关节附近骨质疏松，反复或持续存在的关节炎则可见关节软骨破坏及骨糜烂，在受累的关节附近骨膜下常见线状新生骨；晚期可见关节间隙狭窄、关节强直及关节半脱位。

## 儿童也会患类风湿关节炎吗？

患类风湿关节炎并非成年人的"专利"，儿童患病也不少。慢性关节炎是儿童常见的一种关节疾病，近年来国际风湿病联盟提出并修订了幼年特发性关节炎的分类，取代了以前在美国称为幼年特发性关节炎，在英国和欧洲被称为儿童慢性关节炎的命名。幼年特发性关节炎是儿童期常见的慢性疾病之一和失明的首要原因，在世界各地不同民族和不同气候地区均有发病，在美国幼年特发性关节炎发病率为每年（12~13.9）/10万，芬兰为9.2/10万，瑞典为12/10万。

16岁以下儿童患了类风湿关节炎，全身症状明显，与成人患的类风湿关节炎有所不同，故特命名为幼年特发性关节炎。该病在女孩较多见，其病因、病理变化、发病机制均与成年类风湿关节炎相似。它的发生与免疫调节异常，儿童时期细菌、支原体和病毒，特别是风疹病毒感染有一定关系，遗传因素也会起到一定的作用，但真正的病因至今未明。因具有遗传易感性，患儿家庭中常有其他人患类风湿关节炎。此外，关节外伤和创伤，环境影响，如潮湿和气候变化、心理刺激等也成为该病的诱发因素。综上所述，该病的发病可能在感染及环境因素影响下，易感个体出现体液免疫和细胞免疫异常。自身抗体与自身抗原形成免疫复合物，沉积于组织而出现关节滑膜增殖和软骨破坏等。

幼年特发性关节炎可发生于16岁以下的任何年龄，以4岁以下多见，女孩在1~2岁为发病高峰，男孩以2岁与9岁两个年龄为发病高峰。幼年特发性关节炎与成年类风湿关节炎的临床表现不同，其特点是除关节炎症和畸形外，全身症状明显，如发热、皮疹、肝脾和淋巴结肿大、胸膜炎和心包炎等。幼年特发性关节炎的病程可迁延数年，常常急性发作与缓解交替出现。经早期诊断、早期治疗，多数患儿预后良好，部分遗留关节畸形，造成功能障碍；另有部分过渡成为成人类风湿关节炎或强直性脊柱炎。

## 三个小患者为啥不相同？

一天，门诊室先后由其他医院转来三位小患者。

一个是男孩，今年3岁。2个月前出现发热，每日寒战数分钟后，热度即升至40.7℃，持续2~3小时，体温又降至正常，如此反复发热达24天。自发病4~5天后，在胸、背、腹部及大腿内侧的皮肤上出现细小的斑丘疹，1周后，手掌和足底也可见到斑丘疹。皮疹每次出现的时间均比较短，常随热退而消失，又随着体温上升而出现。发病后的第11天，双膝、踝关节有疼痛、肿胀，相隔6天，双腕、肘、肩关节均被累及，查体发现有肝脏、脾脏和淋巴结肿大。验血有白细胞升高、血沉增快。

另一个是女孩，刚满8岁。半年前感到全身乏力，常有低热，一般在37.8℃左右，1个月后感到双侧近端指间关节疼痛，并呈梭形肿胀，之后，两侧腕、膝、踝、趾关节均出现肿胀、疼痛，早晨醒来后2~3小时内，关节有僵硬感觉。关节肿痛时轻时重，有时甚至能全部消失，但好景不长，几天或几周后又出现关节肿痛。在肘关节的骨头突出部位，可摸到蚕豆或黄豆大小的类风湿结节。验血可查到类风湿因子阳性。

第三位也是个女孩，5岁。4周前右膝关节突然肿胀，并有轻度压痛，近来关节腔有少许积液，关节周围肌肉轻度萎缩。做过白细胞、血沉、类风湿因子等检查，均属正常。

经过较长时间观察，三个小患者相继被诊断为幼年特发性关节炎。虽然他们的临床表现各异，但却属于同一种疾病的三个不同类型：它们是全身型、多关节炎型、少关节炎型。一般来说，起病年龄越小，全身症状越重，关节病变越轻。随着病情的发展，三种类型之间可以相互转化，全身型和少关节炎型可以转为多关节炎型，多关节炎型最后有可能变成少数关节的变形，型别的表现仅是疾病发展过程中的不同阶段。

## 幼年特发性关节炎有哪些临床表现？

幼年特发性关节炎临床表现复杂，除关节症状外，还可累及多个脏器，按起病形式及最初6个月内的临床特点，可分为3个类型。

（1）全身型：又称斯蒂尔病，约占幼年特发性关节炎的20%。可发生于儿童期的任何年龄，5岁以前略多见，无明显性别差异。起病急骤，以发热、皮疹、关节痛或关节炎伴肝脾肿大、淋巴结肿大为其特征，部分病儿可有胸膜炎、心包炎、神经系统病变。发热常为高热，体温每日波动在36~41℃之间，骤升骤降，高热时可伴寒战、乏力、食欲减退，热退后患儿嬉戏如常。发热可持续数周至数月，自然缓解后常复发。皮疹常伴发热出现，随体温下降而隐退。皮疹可呈现多形性，为麻疹样或荨麻疹样，可散在或融合成片，可见于身体任何部位，但以胸部或四肢近端多见。80%以上患儿有关节痛或关节炎，发病关节多少不一，常在发热时加剧，热退后减轻或缓解。关节肿痛可以游走，以膝关节最早和最易受累。关节症状既可首发，也可在发热数周乃至数年后才出现。半数以上有不同程度的肌肉酸痛，可为全身性，或以腓肠肌（小腿肚）为著。实验室检查可有血沉、C反应蛋白、白细胞增高，类风湿因子阳性率低。

（2）多关节炎型：约占幼年特发性关节炎的40%，特点是慢性对称性关节炎，受累关节达5个或5个以上，女孩发病多于男孩；多见于年长儿童，致残性高。先累及肘、腕、膝、踝大关节，逐渐累及小关节，以指间关节、掌指关节和跖趾关节最明显，表现为关节肿痛、活动受限伴晨僵。关节慢性炎症可出现关节周围肌肉萎缩，关节畸形。累及颈椎时可有颈部疼痛，活动时加剧，部分患者可有第一、二颈椎半脱位。颞颌关节受累时可使张口困难，下颌发育不良而出现小颌畸形。全身症状轻，常有乏力、厌食、低热、体重下降等。与成人类风湿关节炎相比，该型关节外表现较少见；少数患儿可出现类风湿结节。有学者根据类风湿因子是否阳性，将该型分为类风湿因子阳性和阴性2型，类风湿因子阳性者约占10%，阳性型患者发病年龄相对晚一些，关节症状较重，病程不长即有关节破坏现象，最终大部分患儿有关节强直和畸形。

（3）少关节炎型：约占幼年特发性关节炎的40%，受累关节为4个或4个以下，膝、踝或肘等大关节为多发部位，常为非对称性。又可分为2型，Ⅰ型：该型在我国儿童中相对比例较低，占幼年特发性关节炎的5%~10%，大多在6岁以前发病，女孩多见。虽有反复发作的慢性关节炎，但并不严重，较少发生关节畸形和功能障碍，无明显的全身症状，约有20%的患儿可发展为多关节炎。20%~30%的患儿在起病10年内发生慢性虹膜睫状体炎，是引起失明的重要原因。另外，患儿的血清抗核抗体阳性率高达75%~85%。Ⅱ型：据报道，该型占幼年特发性关节炎的30%~40%，是我国幼年特发性关节炎的主要发病类型，男孩多见，好发于8岁以后。关节病变常限于下肢大关节，如膝、踝、髋关节。患儿常有足跟疼痛及跟腱炎；部分患儿出现急性自限性虹膜睫状体炎，但很少造成视力障碍；有些患儿会在16

岁以后出现强直性脊柱炎；约75％患儿HLA-B27（人类白细胞抗原B27）阳性，而类风湿因子阴性。

## 什么是恶性类风湿关节炎？

恶性类风湿关节炎是指具有关节症状外，还有严重的关节外症状的一类特殊的类风湿关节炎，约占类风湿关节炎的1％，以中年、壮年者居多，老年人相对较少，男女之比为1∶2。

这类病人临床症状较重，病程长，可出现严重的内脏损害，类风湿血管炎的表现比较突出，指尖和甲周可有出血点、雷诺现象，甚至指尖坏死、脱落；可出现心包炎、心内膜炎、心肌炎、冠状动脉炎或急性动脉瓣关闭不全；累及胃肠道时可出现肠系膜动脉栓塞，侵犯肝脾时可出现费尔蒂综合征；侵犯神经系统时可表现为多发性单神经炎、癫痫；还可引起坏死性肾小球肾炎、急性肾功能衰竭；眼部受影响时可有角膜炎、巩膜炎。该型的类风湿结节发生率较高，类风湿因子滴度高，免疫循环复合物水平增高，血清补体降低，冷球蛋白阳性。

恶性类风湿关节炎的病情重，预后较差，可威胁患者生命，需用大剂量肾上腺皮质激素类药物积极治疗。

# 诊断与鉴别诊断篇

- ◆ 怎样诊断类风湿关节炎？
- ◆ 类风湿关节炎需要哪些实验室检查？
- ◆ 类风湿关节炎有哪些自身抗体检查？
- ◆ 类风湿关节炎患者为何常贫血？
- ◆ 类风湿关节炎患者检查血沉有何意义？
- ◆ ……

## 怎样诊断类风湿关节炎？

类风湿关节炎的诊断应依据病史和临床表现，结合血清学及X线等检查，并注意在排除其他疾病的基础上加以确立。

收集患者的病史和对患者进行体检这2项内容，是对每个类风湿关节炎患者应进行的必不可少的工作。也就是说，病史和体检是为类风湿关节炎患者确立正确诊断的先决条件，是基础的基础，二者缺一不可。

对因关节炎或关节痛或关节不适而就诊的患者，病史的采集和对其他疾病一样，应包括主诉、现病史、既往史、个人史和家族史。按疾病发生和发展过程需要了解的主要病史包括患者在发病前的健康状况、发病诱因、发病年龄、发病方式、前驱表现、首发部位、关节症状、演变过程、病变范围、伴随现象、加重或缓解因素、接受过的检查和治疗，以及对治疗的反应、家族发病情况等。

为了帮助弄清诊断，在所涉及的范围内，不仅要收集与类风湿关节炎直接相关的病史，还要收集与类风湿关节炎可能间接相关的一般病史。如特别要了解是局部的或全身的，对称的或非对称的，外周的或中轴的；是急性、亚急性或慢性；是否不断加重或加重与缓解交替出现；症状提示炎症性质或关节结构损伤；是否伴发关节外病变；有无功能丧失或残疾。

对类风湿关节炎患者的体格检查应从两方面进行：一是通过全身体检发现与类风湿关节炎诊断有价值的异常体征，以及因类风湿关节炎带来的对全身的影响；二是通过对全身关节检查发现类风湿关节炎的异常体征、病变范围和病变程度。二者同等重要，缺一不可，尤其对疑难和重症患者。

对不典型的类风湿关节炎往往需要翔实的临床资料及实验室辅助检查。类风湿关节炎诊断标准的敏感性及特异性并非百分之百。一时不符合诊断标准的患者不一定以后不发展成类风湿关节炎，而条件符合者也不能完全排除其他疾病的可能性，尤其在发病之初更应加以注意。

## 类风湿关节炎需要哪些实验室检查？

现有的血液、生化、自身抗体和其他实验室检查，有助于诊断类风湿关节炎、评价疾病的活动性、评估病情程度、追踪发展及提示预后。

（1）血液检查：①血红蛋白和红细胞：多数类风湿关节炎患者伴有轻度贫血，以正细胞低血红蛋白性贫血较常见，多与疾病活动程度有关。②白细胞：病情活动期可有白细胞及嗜酸粒细胞轻度增加，尤其多见于类风湿因子阳性伴有关节外病变者。另外，有少数患者可能因服用糖皮质激素使骨髓释放白细胞增多，而白细胞血管外迁移减少，从而升高外周血白细胞数。③血小板：当病情活动时，约70%患者的血小板可持续升高。

（2）急性时相反应物指标：类风湿关节炎活动期可有多种急性时相蛋白升高。一般说来，变化快的时相反应物指标能更及时和更准确地反映病情的变化。目前，临床上应用较广的是C反应蛋白及血沉。①血沉：活动期增快，但约有5%的患者在病情活动时并不增快。②C反应蛋白：在类风湿关节炎活动期升高，在缓解期下降，有助于判断疾病的变化和治疗效果。③其他急性时期反应物指标：除C反应蛋白和血沉变化外，类风湿关节炎患者还有$\beta_2$-微球蛋白、转铁蛋白、血浆铜蓝蛋白、$\alpha_1$-抗胰蛋白酶及抗糜蛋白酶升高。另有研究证明：$\alpha_1$-酸性糖蛋白和淀粉样蛋白A在类风湿关节炎患者均明显升高。

（3）免疫方面：早期出现免疫球蛋白M（IgM）增加，以后免疫球蛋白G（IgG）、A（IgA）均升高，但免疫球蛋白水平的升高与该病的病程或阶段，以及类风湿因子滴度无关。总补体、补体$C_3$及$C_4$在严重病例可下降，而在无关节外病变以及非活动性类风湿关节炎患者多正常，甚至略高。

（4）滑液检查：正常情况下，关节腔内仅有少量滑液以润滑关节，如膝关节内滑液量不超过3ml。类风湿关节炎患者关节内滑液量明显增多，滑液内细胞及无形成分均有改变。类风湿关节炎患者的滑液一般具有炎性特点：呈半透明黄色，白细胞总数可达（10~100）$\times 10^9$/L，甚至更多。据统计：70%以上白细胞总数超过$50 \times 10^9$/L，细胞分类中则以中性粒细胞为主。

可测出类风湿因子、抗胶原抗体及含有类风湿因子的免疫复合物，另外，补体$C_3$大多下降，而$C_{3a}$和$C_{5a}$则可升高。黏蛋白凝块易碎。

（5）活组织检查：需排除其他疾病时，可取滑膜活组织检查，类风湿结节也可进行活组织检查证实。

（6）关节镜及针刺活检：关节镜及针刺活检的应用已日趋广泛。前者对关节疾病的诊断及治疗均有价值，后者则是一种操作简单且几乎无创伤的检查方法。

## 类风湿关节炎有哪些自身抗体检查？

在类风湿关节炎患者血清中可出现多种自身抗体，除传统的类风湿因子外，近年来又发现了抗核周因子、抗角蛋白抗体等。

（1）类风湿因子（RF）：80%左右的类风湿关节炎患者血液中呈阳性，类风湿因子与患者的病情轻重密切相关。在类风湿关节炎发病3年内出现类风湿因子阳性的患者伴有较多的关节外表现，如出现血管炎、皮下结节、周围神经病变等。类风湿因子的滴度与类风湿关节炎病情轻重有密切的关系；类风湿关节炎的病程长短与类风湿因子的阳性率及滴度无关。类风湿因子滴度下降是提示病情好转的指标之一，但其变化远迟于临床症状、体征及血沉、C反应蛋白。

（2）抗环瓜氨酸肽抗体（抗CCP抗体）：是类风湿关节炎的一种高敏感、高特异性的新指标，比类风湿因子具有更高的特异性（抗CCP抗体97%，类风湿因子65%），而敏感性相近（抗CCP抗体80%，类风湿因子74%）。抗CCP抗体在疾病的很早阶段即可出现阳性，并且具有很高的阳性预期值。阳性的患者更容易发展成可通过放射性方法检测到的关节损害。抗CCP抗体在类风湿关节炎早期患者中的阳性率为79%，因而对类风湿关节炎的早期诊断，并开始及时适当的治疗，控制病情非常重要。

（3）抗核周因子（APF）：是1964年发现的一种对类风湿关节炎有相对特异性的自身抗体。类风湿关节炎患者中抗核周因子的阳性率为48.6%～

86％，血清滴度远高于其他结缔组织病。该抗体诊断类风湿关节炎的特异性为72.7％~90％。抗核周因子的阳性率可高于类风湿因子。大约1/3类风湿因子阴性的类风湿关节炎患者可检出抗核周因子。因此，抗核周因子测定在一定程度上弥补了类风湿因子的不足。

（4）抗角蛋白抗体（AKA）：在类风湿关节炎患者中，抗角蛋白抗体的阳性率为60％~73％，其特异性达87％~95％。抗角蛋白抗体可见于早期类风湿关节炎患者。多数研究认为：同时检查抗角蛋白抗体与抗核周因子可提高对类风湿关节炎的诊断水平。

（5）抗Sa抗体：Sa由患者姓名而来，是另一种对类风湿关节炎较特异的自身抗体。抗Sa抗体见于42.7％的类风湿关节炎患者。在有关节破坏的类风湿关节炎患者中，该抗体的阳性率达68.4％。该抗体对血清类风湿因子阴性的类风湿关节炎的诊断有一定意义。

（6）类风湿关节炎相关核抗原抗体：在类风湿关节炎的患者中检出率为62％~95％。该抗体的测定可能有助于类风湿关节炎的诊断和预后的判断。

（7）Ⅱ型胶原抗体：在临床上，30％~42％的类风湿关节炎患者血清及滑液均可测出。Ⅱ型胶原抗体不仅有助于类风湿关节炎的诊断，而且对研究该病的发病机制和治疗都很有意义。

（8）其他自身抗体：类风湿关节炎患者血清中还可检出RA33/36抗体、中性粒细胞胞质抗体、肾皮质激素抗体及丙酮酸脱氢酶抗体等。除RA33/36抗体阳性率占26％~30％外，其他几种抗体的阳性率多较低，从而使这些抗体对类风湿关节炎诊断意义受到限制。

## 类风湿关节炎患者为何常贫血？

多数类风湿关节炎患者常有轻度贫血，这是关节外表现的最常见症状。贫血的程度常与类风湿关节炎的活动与否有关，往往无自觉症状，常常通过化验检查才被发现。但对于某些患者，贫血可能是首发症状。

典型的类风湿关节炎贫血属慢性病性贫血。一般为轻度至中度的正细胞低色素性贫血，有的以低色素性、小细胞性为主要类型。缺铁性贫血约占类风湿关节炎贫血中的25％，这与类风湿关节炎患者的铁代谢障碍有关。通过对类风湿关节炎贫血患者30例的临床分析，发现30名患者均有铁代谢异常，93％病例有低铁血症，但其中仅有8例肯定为缺铁，且均为女性，缺铁组年龄比非缺铁组小，一半以上有月经过多史。

在类风湿关节炎中也合并有其他类型贫血，包括纯红细胞再生障碍、自身免疫性溶血性贫血，这些均与类风湿关节炎的免疫功能缺陷直接相关。偶尔可见巨幼细胞贫血，而且叶酸缺乏所致的较维生素$B_{12}$缺乏者更常见。

类风湿关节炎患者为什么常发生贫血？虽经国内外学者大量研究，发病机制尚不完全清楚，归纳起来，主要有3个方面的因素：①从单核巨细胞系统动员铁有障碍，使铁的利用率下降。②红细胞寿命缩短，正常人为114~120天，而类风湿关节炎患者为80~90天。有学者观察过，当将慢性疾病贫血患者的红细胞输给正常人时，红细胞的寿命是正常的；若将正常的红细胞输给这类贫血患者时，红细胞的寿命就会缩短。说明类风湿关节炎贫血患者红细胞寿命缩短的因素在红细胞之外。在正常情况下，骨髓对这种红细胞寿命中等程度缩短是可以代偿的，而类风湿关节炎患者却不能正常代偿。③骨髓对贫血反应不足，不能有效代偿性增加造血功能。

贫血的治疗依赖于有效地治疗类风湿关节炎。由于类风湿关节炎的贫血往往不太严重，而且不进展，极少需要输血。一般对铁剂、叶酸和维生素$B_{12}$反应不好，除非有证据表明属缺铁性贫血，一般不主张常规补充铁剂，因为大剂量铁剂会使关节症状加重。

## 类风湿关节炎患者检查血沉有何意义？

红细胞沉降率简称血沉（ESR）。血液像稀饭一样，它由黏糊糊的汤——血浆、米粒——红细胞2个部分组成，其中红细胞是主要的组成部分。由于红细胞的密度比血浆大，所以在静置状态下，红细胞会慢慢沉降下来。

血沉试验就是取一定量的血液，加入适量的抗凝剂，再被吸入特制的红细胞沉降测定管中，在一定的室温下，测定管垂直静置，经1小时后观察红细胞的沉降速度。测定管表面刻度每一小格为1mm，因此，化验结果用"mm/h"来表示，现在也有用仪器进行测定的。目前，国内外通用魏氏法：成人正常值为男性<15mm/h，女性<20mm/h。

血沉不是一种特异性的化验，伴随某些生理变化，血沉值会有所改变。如月经前、月经期、妊娠时，血沉常增快；感染性关节炎、类风湿关节炎、结核性关节炎、痛风、各种炎症、发热、恶性肿瘤等多种疾病，血沉均可增快。

血沉在临床上应用60余年，至今仍是一种操作简便和重复性较好的检测指标。影响血沉的因素很多，在类风湿关节炎患者中带电荷的分子，如纤维蛋白原、$α_2$和$γ-$巨球蛋白是血沉增快的主要因素。此外，贫血、红细胞体积减小等均可使血沉增快，而冷球蛋白血症可减缓血沉。血沉是测试类风湿关节炎活动程度的比较可靠和最简单的方法，一般情况下，血沉快的患者，关节肿痛、晨僵等症状比较严重，其他器官受损害的机会也较多，进展较快，预后较差。在治疗过程中观察血沉的变化也很有价值，若血沉下降意味着治疗有效，如果症状改善而血沉不下降，应检查是否同时存在其他疾病。应当指出的是：血沉只是反映类风湿关节炎病情和衡量治疗效果的指标之一，何况它还受到多种因素的影响，而且约有5%的类风湿关节炎患者在病情活动时血沉并不增快。因此，在判断类风湿关节炎活动程度时，应以临床症状和体征为主，血沉可作为参考指标。

## 什么是C反应蛋白？

C反应蛋白（CRP）是在组织损伤或炎症急性期，患者血液中出现的一种异常蛋白质，可与肺炎球菌体内的C多糖体发生沉淀反应，故称C反应蛋白。在正常人血清中，也有微量C反应蛋白。与血沉一样，是反应炎症的良好指标，可在类风湿关节炎、急性风湿热、系统性红斑狼疮、感染、肿瘤、外伤和手术后等情况下呈现阳性反应。C反应蛋白在炎症急性期可迅速出现，2~3天内达到高峰，病情改善后逐渐下降，这种现象称为急性期时相反应。

C反应蛋白于1930年首次在人血清中被发现。1972年有学者对C反应蛋白在类风湿关节炎中的意义进行了一项长时间随访研究，国内外许多研究证明：C反应蛋白是一种能很好反映类风湿关节炎病情的指标。C反应蛋白与病情活动指数、晨僵时间、握力、关节疼痛及肿胀指数、血沉和血红蛋白水平密切相关。病情缓解时C反应蛋白下降，反之则上升。C反应蛋白水平与类风湿关节炎骨质破坏的发生和发展呈正相关；C反应蛋白水平持续不降，大多预示关节破坏的进展；而在C反应蛋白水平降至正常者，X线证实关节破坏停止发展。C反应蛋白还是一项反映类风湿关节炎治疗效果的指标：C反应蛋白水平降低与血沉下降相一致，而且C反应蛋白下降出现较早，下降幅度较大。因此，C反应蛋白下降是治疗有效的指标之一。

C反应蛋白检测操作简单，影响因素较小，一般不受贫血、妊娠、高球蛋白血症的影响，是一种实用的实验室检查项目。

## 测抗链球菌溶血素O对类风湿关节炎患者有何帮助？

抗"O"是抗链球菌溶血素O的简称。溶血性链球菌产生的一种代谢产物能溶解红细胞，所以这种产物被取名为"O"溶血素。人体感染了A组溶血性链球菌后，"O"溶血素在体内作为一种抗原物质存在。为了对抗这一抗原物质，人体就相应地产生另一种抗体来中和这种"O"溶血素，以免生命受到危害。测定这种能中和链球菌溶血素"O"的抗体含量，就称为抗链球菌溶血素"O"试验。抗"O"的数值以U计算。有些患者抗"O"升高，但是没有关节酸痛等症状，不能认为就是患了风湿关节炎，只能说明近期曾有过溶血性链球菌感染、患了扁桃体炎、咽炎、猩红热等一类疾病。但是话又得说回来，风湿性关节炎的发病原因又确实与链球菌的感染有关，所以，风湿性关节炎活动期，抗"O"是会升高的。

据研究，柯萨奇B病毒感染、高胆固醇血症、溶血、肝炎、肾病综合征等疾病，均可呈现非特异性的抗"O"增高，但是滴度不会很高，类风湿关节炎也是如此。一般认为，类风湿关节炎的发病可能与某些微生物的感染有关，感染后引起异常免疫反应。链球菌也可能混杂在其间，部分参与了感染，因而出现抗"O"。另外，类风湿关节炎患者"久病体虚"，抵抗力较差，容易受到链球菌的侵袭，在临床上常见到类风湿关节炎患者患有咽炎。还有部分类风湿关节炎患者应用肾上腺皮质激素或免疫调节药物治疗后，抗感染能力明显下降，这也是合并链球菌感染的原因。综上所述，抗"O"并不能像血沉、C反应蛋白一样作为判断病情严重程度和衡量治疗效果的指标。因此，在类风湿关节炎的检查中其不作为常规项目。

## 什么是类风湿因子？

类风湿因子（RF）是由于细菌、病毒等感染因子，引起体内产生的以变性IgG（一种抗体）为抗原的一种自身抗体。因为这种自身抗体首先发现于类风湿关节炎患者，并在类风湿关节炎患者血清中滴度较高，且持续时间较长，所以被命名为类风湿因子。其实，凡是存在变性IgG，并能产生抗变性IgG自身抗体的人，在其血清或病变中均能测出类风湿因子，说明类风湿因子并不是类风湿关节炎的特异性自身抗体。

目前已知有4种类风湿因子，即IgM型、IgA型、IgG型、IgE型。其中IgM及IgA类风湿因子易于检测，而IgG类风湿因子难于测出，约有50%的IgG类风湿因子被漏检，是"隐匿性类风湿因子"的原因之一。IgA类风湿因子及IgM类风湿因子对类风湿关节炎诊断有较好的参考价值。类风湿因子与类风湿关节炎的关节破坏程度和关节外表现有关。

其实，人体内普遍存在着类风湿因子，并具有一定的生理作用：①能调节机体免疫反应；②激活补体，加快清除微生物感染；③清除免疫复合物，使机体免受循环复合物的损伤。只有当类风湿因子的量超过一定的滴度时，才称类风湿因子阳性。经过大量研究，普遍认为类风湿因子在类风湿关节炎中参与致病过程：①IgM型类风湿因子，可在类风湿关节炎有临床表现前几年就存在于患者血清中，而且血清中含有高滴度类风湿因子的非类风湿关节炎的"正常人"，具有发生类风湿关节炎的高度风险性；②血清中含有高滴度的IgM型类风湿因子的患者，较血清类风湿因子阴性的患者关节病变更严重；③IgG型和IgM型类风湿因子的存在与关节外的损害，如类风湿血管炎与类风湿结节相关。

目前，一般医院主要采用乳胶凝集法和酶联免疫吸附法测定类风湿因子。前者可以半定量，后者可以定量；某些医院用自动化分析仪，采用速率免疫比浊法。乳胶凝集法必须按规定在3分钟内观察凝集状况，超过时间出现的凝集多为非特异性，无临床意义，其正常值为<1∶10。速率免疫比浊法其正常值为<30IU/ml，由于仪器对浊度识别无特异性，为防止血清样本对其影响，需空腹抽血。

## 类风湿因子阳性就是类风湿关节炎吗？

有人认为：类风湿因子阳性就是患了类风湿关节炎，类风湿因子阴性就可以排除类风湿关节炎了，其实不然。类风湿因子不但存在于类风湿关节炎患者的血液中，还存在于关节的滑液中。滑液中类风湿因子的阳性率比血清中的低，但有时滑液中为阳性的患者在血清检查时，则为阴性。类风湿因子在类风湿关节炎患者血液中的阳性率一般为80%左右，当伴有类风湿结节、脾大等时，阳性率高达85%左右，严重病例的阳性率可超过90%。对一组100例类风湿关节炎患者进行类风湿因子测定的结果表明，阳性率高达92%。未测出类风湿因子的类风湿关节炎统称为血清阴性类风湿关节炎。经研究发现：当吸附自身IgG（免疫球蛋白G）后，可在部分类风湿因子阴性的类风湿关节炎患者血清中测到IgM类风湿因子，即隐匿性类风湿因子。这种隐匿性类风湿因子，尤其多见于幼年特发性关节炎患者，隐匿性类风湿因子的滴度一般较低。另外，测定IgM类风湿因子的方法可能会漏检IgA或IgG类风湿因子，这是血清学检查阴性的另一个主要原因。

类风湿因子的测定，虽然对诊断类风湿关节炎具有一定的价值，但并没有特异性。类风湿因子阳性也可见于其他风湿性疾病、蛋白代谢遗传异常，以及有慢性抗原刺激的其他疾病，如系统性红斑狼疮、硬皮病、干燥综合征、多肌炎、皮肌炎、结节性多动脉炎、慢性肝炎、肝硬化、结核，以及慢性支气管炎，特别是并发阻塞性肺纤维化的患者。我国曾对一组100例20~50岁的正常人进行了测定，阳性率为2%。正常老年人类风湿因子阳性率达到5%，且随年龄的增长阳性率增多，超过75岁的老年人阳性率可达25%。类风湿关节炎患者的子女，有部分人也可查到类风湿因子阳性，但他们并没有类风湿关节炎的表现。不同原因引起的高球蛋白血症、麻风、梅毒、亚急性细菌性心内膜炎、病毒感染、锥虫病、心肌梗死、阵发性夜间血红蛋白尿、异体肾移植、传染性单核细胞增多症、多次输血、多次预防注射、冷球蛋白血症、白血病等，偶尔也可查到类风湿因子阳性。

类风湿因子对类风湿关节炎的诊断随下列因素增多而增强：①滴度较高；②2次及多次连续检测阳性；③多次检测结果均为阳性；④与人及动物IgG分子均反应；⑤除IgM型类风湿因子外，还有IgG、IgA或IgE型类风湿因子。

综上所述，类风湿因子阳性的患者，不一定是类风湿关节炎。鉴于类风湿关节炎患者的类风湿因子并非百分之百都是阳性，因此，类风湿因子阴性也不能说就不是类风湿关节炎。类风湿关节炎的诊断，应结合症状、体征、化验以及病理切片等各方面情况做具体分析。


## 做关节镜检查有何作用？

关节镜一般由机械、照明和光学系统3个部分组成。关节镜的使用简单，损伤又小，可以在不破坏关节正常功能的情况下，用直视的方法观察到静态和动态中关节内各部分的病变、病损。通过摄像系统，还可以将关节病变成像放大，从监视器上观看画面，有助于助手的配合和培训。录像和图像打印器能记载病变及手术情况的原始资料。目前已能用关节镜诊断大部分关节疾病；另外，还可通过关节镜有目的地进行滑膜活检和采取滑液供检查。关节镜还有一个优点，就是在做检查的同时，还可做某些关节内的手术或关节腔内冲洗治疗，它较传统切开关节进行手术有明显的优越性。

关节镜的使用虽对关节病变的诊断和治疗有着较大的帮助，但也并非万能。特别是对一些关节间隙小、关节有着严重粘连或关节强直者，使用时就有一定困难，因此必须与其他检查结合起来进行诊断。

有严重出血性疾病或出血倾向的患者，要保证在出血倾向得到控制下才能手术。关节局部皮肤感染可通过关节镜带入关节，为施行关节镜手术的绝对禁忌证。

## 类风湿关节炎需进行哪些影像学检查？

要正确诊断类风湿关节炎，除依靠完整的病史、详细的体格检查、实验室检查外，影像学检查也必不可少。

（1）X线检查：该方法简便、经济，且具有良好的空间分辨率。常有正位和侧位摄片，也可进行X线放大摄影、软组织摄影和体层摄影，但不能做横断位摄影。可以作为治疗后追查的基础照片，是判断疗效的重要资料。

类风湿关节炎患者由于关节滑膜炎症引起软骨，甚至软骨下骨破坏，从而出现相应的X线征象。①软组织肿胀：由于关节腔积液或关节周围软组织肿胀引起。②滑膜改变：由于关节的滑膜增生、血管翳形成及关节腔积液，在一定时期内表现为关节间隙增宽。当X线片上有关节面模糊或毛糙及囊性改变，提示已有关节软骨的破坏。③关节软骨侵蚀：可见关节面不规则、缺损，晚期出现关节间隙变窄，甚至消失。④骨质破坏：关节面的骨质破坏导致关节间隙变窄。⑤关节融合及脱位：造成关节的永久性畸形。⑥骨质疏松及增生：早期可见关节本身的骨质疏松，晚期由于关节炎症及失用导致普遍性骨质疏松；有些患者可伴有骨质增生。

（2）CT（计算机断层摄影）检查：其优点是对关节间隙的分辨能力优于磁共振成像。CT对软组织的分辨能力虽不如磁共振成像，但远高于常规X线摄片。因此，对需要分辨关节间隙、椎间盘、椎管及椎间孔的类风湿关节炎患者可选用CT检查。CT对骶髂关节和股骨头塌陷的检查也有X线摄片及磁共振不能替代的价值。

（3）MRI（磁共振成像）检查：该检查在类风湿关节炎的应用价值在于对软组织的分辨能力高。此外，MRI对关节周围的软组织、肌腱、韧带损伤、半月板撕裂、缺血性骨坏死及新生物等均是理想的检查方法。最近有不少研究证明：MRI对发现类风湿关节炎的早期关节破坏很有帮助。

## 类风湿关节炎如何根据X线检查进行分期？

根据类风湿关节炎的病情进展，美国风湿病学会的X线检查分期标准如下。

Ⅰ期：正常或关节面下骨质疏松。

Ⅱ期：关节面下骨质疏松，偶有关节面囊性破坏或骨质侵蚀破坏。

Ⅲ期：有明显关节面破坏或骨质侵蚀破坏、关节间隙狭窄、关节半脱位畸形等改变。

Ⅳ期：除Ⅱ、Ⅲ期病变外，并有纤维性或骨性强直。

## 超声检查有何帮助？

超声图像通过检测体内不同界面反射的超声波显像。探头发出并接受超声波，进行电能和超声波能量转换。返回的超声波以灰阶图像显示，呈黑白格式，且每一点代表某一特定密度的回声。

多普勒超声可探测血流情况，可同时在标准超声图像上显示代表血流信号的彩图。最近发展的能量多普勒超声比常规彩色多普勒，在检测低流速血流和小血管方面更敏感，利用微气泡超声造影剂可以增加多普勒信号强度；并提高对少量、低速血流及深处血管的检测。

近年来超声技术的发展已扩展了其在骨骼肌肉系统中的应用。超声的优势包括非侵袭性、便携性、费用低和无电离辐射。其最大不足是不能穿透骨骼，使骨骼及骨内结构显示模糊。由于超声波探测的深度有限，其对关节内结构的显示也有限，只有一部分关节软骨、滑膜组织和关节内韧带可被检测。

超声可检测出扫描范围内的肌腱病变，如撕裂、腱鞘炎、脱位和半脱位，且超声实时的特性使其可动态评估肌腱病变。水是良好的声波传导体，超声可以检测出积液、滑膜炎和腱鞘囊肿等。超声还能引导穿刺、活检和向关节腔内注射麻醉剂和糖皮质激素。超声在类风湿关节炎评估中的应用正在研究中。初步资料表明，伴或不伴造影剂的多普勒超声可检测滑膜供血情况，是一种潜在的评估类风湿关节炎滑膜炎活动性的检查方法。最近研究还发现，高分辨率超声可检测早期类风湿关节炎的小关节骨侵蚀。

## 诊断类风湿关节炎有哪些标准？

对于典型的类风湿关节炎患者，诊断并不困难，但在疾病的早期，尤以1个关节发病开始，以及X线改变还不明显时，需要经过一段时间的随访观察。

我国还没有制订出类风湿关节炎的诊断标准，目前沿用美国风湿病学会1987年制订的类风湿关节炎诊断标准。该诊断标准如下。

（1）晨僵持续至少1小时。

（2）3个或3个以上关节肿。

（3）腕、掌指关节或近端指间关节肿。

（4）对称性关节肿。

以上4条均需持续6周或6周以上。

（5）类风湿结节。

（6）手X线改变。

（7）类风湿因子阳性。

以上7条标准中只要具备4条或4条以上，即可诊断为类风湿关节炎。

经过我国有关专家观察，我国类风湿关节炎患者的晨僵和关节肿胀的持续时间较短，应随时加以注意。

## 如何解读类风湿关节炎诊断标准？

对于1987年美国风湿病学会制订的类风湿关节炎诊断标准，究竟如何更深理解，做到融会贯通呢？

（1）晨僵：关节内或关节周围晨僵，每日持续至少1小时，持续至少6周。

（2）3个或3个以上关节炎：双侧近端指间关节、掌指关节、腕、肘、膝、踝和跖趾关节，这14个关节区中至少有3个同时出现肿胀或积液（不是单纯的骨质增生），持续至少6周。

（3）手关节炎：腕、掌指关节和近端指间关节至少1处肿胀，持续至少6周。

（4）对称性关节炎：即同时出现左右两侧的对称性关节炎（近端指间关节、掌指关节及跖趾关节不要求对称）。

（5）类风湿结节：关节伸侧、关节周围或骨突出部位的皮下结节。

（6）类风湿因子：阳性。

（7）手和腕关节X线摄片显示骨侵蚀或骨质疏松。

在该诊断标准的应用中，值得注意的有：①标准基于对美国类风湿关节炎患者调查的结果而提出，适用于慢性、活动性病例。其敏感性为94％，特异性为89％。对早期、不典型及非活动性类风湿关节炎患者容易造成漏诊。尤其标准中前4项必须6周或超过6周的限定，使得该标准无法对发病少于6周的早期类风湿关节炎患者做出诊断。②标准中仅将类风湿因子作为条件，而未列入抗环瓜氨酸肽抗体（抗CCP抗体）、抗角蛋白抗体（AKA）等特异性或相对特异的实验室指标，从而影响了该标准的敏感性和特异性。③MRI（磁共振成像）及CT（计算机断层摄影）作为敏感的影像学诊断方法，对有条件的患者进行检查，将有助于本病的早期诊断。

## 如何诊断早期类风湿关节炎？

在早期类风湿关节炎患者中，病情变化可以多种多样：有些患者在发病初期可表现为近端指间关节、腕关节等1~2个关节的肿胀和疼痛，持续数天到几周，且反复发作，但不涉及其他关节，类风湿因子往往阴性，X线摄片也无软骨或骨的变化；部分患者却有非对称性的多关节肿痛，并反复发作，类风湿因子检查阳性；还有一些患者，仅有个别关节疼痛，而无其他关节受累，也无关节以外表现，但类风湿因子检查阳性。凡此种种，可谓变化多端。对于这些具有不同表现的患者，应疑及早期类风湿关节炎的可能性，除需检查类风湿因子外，有条件的话，还可检查抗环瓜氨酸肽抗体、抗核周因子、抗角蛋白抗体、抗Sa抗体等；对有关节肿痛者，可辅以MRI检查，以了解有无早期关节侵蚀性变化，必要时还可进行关节腔穿刺做关节液检查，以及关节镜的滑膜活检等，对早期诊断都有一定帮助。

当然，少数患者在发病初期表现为多关节的肿痛，类风湿因子也常常阳性，极似类风湿关节炎。但经过一定时间后会出现发热、皮疹等变化，成为不折不扣的系统性红斑狼疮或其他疾病。因此，应随时注意患者病情的变化，给予适当的检查、密切的观察、确切的诊断。只有善于综合各方面的材料，应用各种实验室检查，才能及早发现类风湿关节炎，及早治疗，控制疾病进展。

到目前为止，对类风湿关节炎的早期诊断，还没有一个高敏感性、特异性方法，还需要进一步研究与探索。

## 怎样诊断成人斯蒂尔病？

目前对成人斯蒂尔病还没有统一的诊断标准，对于出现高热、一过性皮疹、关节炎和白细胞及中性粒细胞升高的患者，在排除其他风湿病、感染（如败血症、结核病等）、恶性肿瘤及其他各种发热原因之后，可考虑诊断为该病。现将较常用的2种诊断标准介绍如下。

1.美国风湿病学会制订的诊断标准

（1）主要条件：①持续性或间断性发热；②易消失的橙红色皮疹或斑丘疹；③关节炎；④白细胞或中性粒细胞增加。

（2）次要条件：咽痛、肝功能异常、淋巴结肿大、脾大及其他器官受累。

具有上述4项主要依据者可确诊。具有发热和皮疹中1项主要条件，再加上1项以上次要条件可怀疑该病。

2.日本成人斯蒂尔病研究委员会制订的标准

（1）主要条件：①发热≥39℃，并持续1周以上；②关节痛持续2周以上；③典型皮疹；④白细胞增高≥$10 \times 10^9$/L，包括中性粒细胞≥0.80。

（2）次要条件：①咽痛；②淋巴结肿大和（或）脾大；③肝功能异常；④类风湿因子和抗核抗体阴性。

（3）排除：①感染性疾病（尤其是败血症和传染性单核细胞增多症），恶性肿瘤（尤其是恶性淋巴瘤、白血病）；②风湿病（尤其是多动脉炎，伴发关节外征象的风湿性血管炎）。

具有以上主要和次要条件的5项和5项以上标准，其中应有至少2项主要标准，并排除上述所列疾病者，可确立诊断。

## 幼年特发性关节炎实验室与X线检查有何变化？

（1）实验室检查：在幼年特发性关节炎病情活动期，大多数病儿有正细胞低色素性贫血。白细胞总数及中性粒细胞升高，血小板也可增多；血沉及C反应蛋白明显升高；免疫球蛋白增高。部分病儿会出现类风湿因子阳性，50%~70%的少关节型患儿抗核抗体（ANA）检测呈阳性，根据实验检测方法不同，抗核抗体的滴度波动在（1∶40）~（1∶320）。幼年起病的女童抗核抗体的阳性率更高。若检查关节滑液，与成人类风湿关节炎相似。

（2）X线检查：在X线摄片上，早期受累关节表现为关节周围软组织肿胀，骨质疏松和骨膜炎，以及骨骺过早融合；晚期可见关节面破坏和关节间隙变窄。颈椎受累时，可见第一、二颈椎关节半脱位。在少关节炎Ⅱ型，常可见到与强直性脊柱炎相似的骶髂关节炎（位于臀部）病变。

## 怎样诊断幼年特发性关节炎？

该病的诊断主要依据临床表现：凡全身症状或关节症状持续6周以上，能排除其他疾病者，可考虑该病。目前国际上还没有统一的幼年特发性关节炎的诊断标准，美国风湿病学会1989年修订的诊断标准如下。

（1）发病年龄在16岁以下。

（2）1个或几个关节炎症，表现为关节肿胀或积液，以及具备以下至少2种体征，如关节活动受限、关节活动时疼痛或触痛以及关节局部发热。

（3）病程持续6周以上。

（4）根据起病最初6个月的临床表现确定临床类型。①多关节炎型：受累关节5个或5个以上；②少关节炎型：受累关节4个或4个以下；③全身型：间歇发热、类风湿皮疹、关节炎、肝脾大及淋巴结肿大。

（5）须排除其他类型的幼年关节炎和感染性关节炎、风湿性关节炎、反应性关节炎及白血病关节炎等。

如果只有典型发热和皮疹，而不伴随关节炎者，应考虑可能是全身型幼年特发性关节炎；如果合并关节炎，可确定为全身型幼年特发性关节炎。

## 怎样判断类风湿关节炎活动期？

怎样判断类风湿关节炎活动期？这是不少患者急切想了解的一个问题。有许多方法能判断类风湿关节炎是否处于活动期，较简单的方法如下。

3个或3个以上关节肿胀，并有以下附加条件中的至少2条。

（1）晨僵1小时或超过1小时。

（2）血沉超过28mm/h。

（3）C反应蛋白升高。

（4）关节压痛数为5个或5个以上。

## 类风湿关节炎会变成其他疾病吗？

在门诊中，常可遇到一些患者，当医生诊断他们是风湿性关节炎后，往往还不放心地问："以后会变成类风湿关节炎吗？"医生常常回答："现在是风湿性关节炎，不是类风湿关节炎。"这一问一答，可谓问得有理，答得确切。这是一个很早已被学者注意到的问题。近年来，日本等国家的有关学者认为，风湿性关节炎可以向类风湿关节炎转变。在大量的门诊患者中也观察到：有些患者开始时是很明显的风湿性关节炎，经过一段时间的治疗后，症状可消失，但2~3年后患者又来就诊，这时患者已经有了典型的类风湿关节炎症状，并逐渐出现了关节畸形；另一些患者，开始时为明显的类风湿关节炎，经过一段时间后，患者出现了系统性红斑狼疮的变化，即关节呈类风湿关节炎的改变，而肾脏及皮肤等按系统性红斑狼疮变化；有些患者还可出现硬皮病、银屑病等变化，形成了一种重叠综合征。

以上是类风湿关节炎"七十二变"中真的变化，另外还可因误诊引起一些"假"的变化。如对60例类风湿关节炎患者进行的统计结果显示，其中曾一度诊断为骨关节炎、关节痛、劳损、坐骨神经痛、肩关节周围炎、痛风、腱鞘炎的有24例，共占40%。也就是说，经过一段时间后，这24名患者都由其他病"变"成了类风湿关节炎；在另一组60例骨关节炎的患者中发现，曾一度诊断为类风湿关节炎的有11例，占18.3%，同样可以说，这11例类风湿关节炎，经过一段时间"变"成了骨关节炎。

因此，在诊断类风湿关节炎患者时，要注意"真中有假，假中有真"的可能性，对病情的发展要认真观察、深入探究，这样才能在真真假假中做出正确的判断。

# 关节畸形就是类风湿关节炎吗？

关节畸形虽然是类风湿关节炎的"特色产品"，但并非仅由类风湿关节炎"独家经营"。关节畸形可由多种原因引起，它可能是由于关节周围组织的疾病引起，也可因关节内病变所造成。

1.关节畸形一般可以发生于下列一些情况

（1）皮肤损伤：如烧伤、手术或损伤后引起的瘢痕挛缩。

（2）肌筋膜挛缩：可引起髋关节畸形、手的小指屈曲性挛缩。

（3）肌肉病变：如小儿麻痹症的后遗症可引起肌肉病变而发生关节畸形。

（4）韧带病损：引起过度伸展或过度松弛，发生平足、膝外翻等畸形。

（5）关节囊病变：继发于骨关节病，可引起固定性关节畸形。

（6）骨病损：骨弯曲、关节脱位而导致关节畸形。

2.关节畸形可见于几种常见关节病

（1）类风湿关节炎：初期以关节滑膜渗出性病变为主，随着病变发展转为慢性，同时滑膜渗出性变化发展成为增殖性、肉芽肿性病变，关节活动范围缩小，以后由于滑膜肉芽肿侵蚀到骨、软骨，引起关节面移位及脱臼，再加上韧带及关节囊等关节周围组织破坏和瘢痕形成，因此使关节发生畸形。

（2）银屑病关节炎：该病最易累及远端指（趾）间关节，早期可见关节周围软组织肿胀，以后随着关节软骨的破坏，关节间隙变狭窄，晚期受累关节发生半脱位或强直，远端指间关节可出现屈曲畸形。

（3）强直性脊柱炎：韧带和关节囊附着部由于炎症变化，在韧带、骨膜、骨小梁等处有肉芽组织增生，逐渐纤维化，并使关节和关节附近有显著的骨化倾向，最终发生关节的纤维性强直和骨性强直。椎骨的炎症变化同关节一样，椎骨的软骨终板和椎间盘边缘炎症，可引起局部骨化；椎间盘纤维环前外侧外层纤维形成韧带赘，可不断纵向延伸，最后可成为直接相邻两个椎体的骨桥结构；椎骨的骨质疏松、肌肉萎缩造成胸椎后凸畸形。

（4）骨关节炎：最常见于远端指间关节增粗，局部有"骨刺"形成和结节样改变。由于结节样改变而致关节畸形，可使指端向一侧偏斜。

（5）痛风：由于血液中尿酸增高，可形成痛风结石，病情发展到慢性关节炎之时，由于痛风石的不断沉积增多，关节组织破坏，纤维增殖，骨质增生，以致关节畸形。

（6）假痛风：当该病急性反复发作进入慢性期，滑膜会增厚，并引起关节轻度屈曲挛缩而成畸形。

（7）结核性关节炎：是结核杆菌侵入关节组织引起的特异性炎症，晚期可见关节畸形。

## 类风湿关节炎与强直性脊柱炎有何区别？

在公元前古埃及的木乃伊骨骼中，虽然已发现有脊柱炎的证据，但直到1893年，才对本病有细致的描述。半个多世纪来，一直把强直性脊柱炎与类风湿关节炎视为一种疾病的2个类型，把强直性脊柱炎当作类风湿关节炎的"中枢型"，类风湿关节炎则称为"周围型"。20世纪50年代以来，认识到强直性脊柱炎有其特殊的表现，才对强直性脊柱炎的概念有了改变，从60年代起，把它从类风湿关节炎中分出来，成为一种独立的风湿病，被命名为强直性脊柱炎。

那么，强直性脊柱炎与类风湿关节炎究竟有哪些区别呢？

（1）强直性脊柱炎因种族而异，而类风湿关节炎呈世界性分布。

（2）强直性脊柱炎有明显的家族史，而类风湿关节炎却不显著。

（3）强直性脊柱炎大多在10~20岁发病，高峰期在20~30岁，而类风湿关节炎可见于各个年龄组，高峰期在30~50岁。

（4）强直性脊柱炎男性多见，类风湿关节炎女性多于男性。

（5）强直性脊柱炎常为少关节炎，非对称性，下肢关节受侵多于上肢关节，大关节受侵多于小关节。类风湿关节炎常为多关节炎，受侵关节呈对称性，大小关节皆可受累，侵及上肢关节如近端指间关节、掌指关节、腕关节较侵及下肢关节多见。强直性脊柱炎较多影响髋关节，占30%，而成人类风湿关节炎却很少受影响。强直性脊柱炎很少侵及颞颌关节，而类风湿关节炎却有半数以上侵及。

（6）强直性脊柱炎几乎全部有骶髂关节炎，而类风湿关节炎却很少有。

（7）强直性脊柱炎可影响全脊柱，一般由腰椎上行发展，而类风湿关节炎一般只影响颈椎。

（8）强直性脊柱炎无类风湿结节，而类风湿关节炎则可见到。

（9）强直性脊柱炎可引起主动脉瓣关闭不全，而类风湿关节炎在临床上不易查出有心脏瓣膜病。

（10）强直性脊柱炎只有少数会引起肺上叶纤维化，而类风湿关节炎肺部会表现为结节、胸膜炎及胸腔积液和肺纤维化。

（11）强直性脊柱炎类风湿因子大多为阴性，而类风湿关节炎大多为阳性。

（12）强直性脊柱炎绝大多数为HLA-B27（人类白细胞抗原B27），类风湿关节炎大多为HLA-DR4（人类白细胞抗原DR4），而HLA-B27与正常人群无异。

（13）强直性脊柱炎病理表现主要是肌腱韧带附着点处的病变，如脊柱纤维环的钙化和骨化、脊柱前纵韧带附着点的骨赘形成等，而类风湿关节炎主要是炎性滑膜炎。

（14）这2种病对治疗药物的反应也有所不同。

## 类风湿关节炎与风湿性关节炎有何区别？

类风湿关节炎与风湿性关节炎虽然仅一字之差，但它们是2种不同的风湿性疾病，存在着众多的不同之点。

风湿性关节炎多见于年轻人，无明显性别差异，由溶血性链球菌感染后，在人体内发生变态反应而致病。病前常有咽痛、发热，大多为急性发作，以腕、肘、肩、膝、髋、踝等四肢大关节红肿疼痛为主，并呈游走性。间歇期无关节肿痛，可反复发作，但无关节畸形。部分患者有心肌炎及心瓣膜受累，血清抗链球菌溶血素"O"明显增高，类风湿因子常为阴性，X线检查无骨质改变。

类风湿关节炎所有年龄均可患病，以30~50岁多见，女性为多，病因不甚明确，起病较缓慢或隐匿；病变侵犯近端指间关节、趾关节等四肢小关节为主，呈对称性肿痛，病程长，易致关节畸形，血清抗链球菌溶血素"O"一般不高，类风湿因子常阳性，X线检查有骨质改变。

## 类风湿关节炎与系统性红斑狼疮有何区别？

系统性红斑狼疮是一种常见的风湿性疾病，以育龄妇女多见，男女比例为（1∶7）~（1∶9），病因不明，最常累及关节、皮肤、肾脏、脑和血液等器官或系统。典型的皮肤损害为面部有蝶形红斑，指、趾红斑，网状青斑等。

关节痛和关节炎是系统性红斑狼疮最常见的首发症状之一，几乎所有患者在开始发病或病程中某个时间有关节痛。关节痛可在该病多系统损害发生前6个月~5年即存在，但常与皮损、发热和其他内脏损害同时发生。系统性红斑狼疮一般不会引起关节畸形，若出现关节畸形，是由于关节附近肌腱、肌肉病变引起，无关节侵蚀性改变与骨质改变，不是真正的关节破坏；而类风湿关节炎却有骨质的侵蚀性变化。另外，系统性红斑狼疮多数会有肾脏损害，常出现蛋白尿，且血清抗DNA抗体显著升高，罕见皮下结节；而类风湿关节炎肾脏损害较轻，较少出现蛋白尿，血清抗DNA抗体不高，有20%~25%的患者在活动期会出现皮下结节。

## 类风湿关节炎与骨关节炎有何区别？

骨关节炎属退行性骨关节病，大多发生于40岁以上者，发病率随年龄的增大而增高，65岁以上者几乎普遍存在。以膝、髋、腰椎等负重关节受累多见，部分患者会出现于远端指间关节、颈椎、第一跖趾关节等部位。发病隐袭，逐渐加重，受累关节会出现疼痛，局部无发热，早期疼痛较轻，大多在活动时发生，劳累后会加重，休息后缓解，待到疾病后期，休息时也会感疼痛。可以出现关节肿大，活动时能听到响声，有触痛。严重的病人手指弯曲如蛇形。

骨关节炎没有全身症状，无关节外症状，不会侵及内脏。血沉正常，类风湿因子阴性，若个别老年患者出现阳性，滴度也很低，呈"弱阳性"。X线摄片可见到关节间隙狭窄、软骨下骨硬化，呈象牙质变性，并有边缘性骨赘及囊性变，无侵蚀性病变。

类风湿关节炎任何年龄均可患病，以30~50岁为多见，病因不明，病变以侵犯近端指间关节、趾关节等四肢小关节为主，呈对称性肿痛，易致关节畸形，血沉增快，类风湿因子大多呈阳性，X线摄片有侵蚀性骨质改变。

## 类风湿关节炎与银屑病关节炎有何区别？

银屑病伴发关节病变，称为银屑病关节炎。银屑病与关节炎的发病关系：约2/3的患者先有银屑病，经5~10年后出现关节炎；15%~20%的患者则先有关节炎；10%左右的患者两者可同时发病。

类风湿关节炎和银屑病关节炎在临床上有不少相似之处，如两病均属慢性发作，女性居多，关节炎呈对称性，受累关节可有畸形等。但它们毕竟是两种疾病，因此也有许多不同之处：①类风湿关节炎有皮下结节而无皮肤损害；银屑病关节炎有银屑病的皮肤损害而不出现皮下结节。②类风湿关节炎不侵犯远端指间关节和指甲；银屑病关节炎病变大多发生在远端指间关节，同时累及邻近指甲，并可出现腊肠样指。③类风湿关节炎不侵犯脊柱；银屑病关节炎可有骶髂关节和脊柱受累。④类风湿关节炎患者类风湿因子大多为阳性；银屑病关节炎患者类风湿因子却大多为阴性。

## 类风湿关节炎与反应性关节炎有何区别？

反应性关节炎这一名词于1974年首次提出，指继发于身体其他部位感染的急性非化脓性关节炎。肠道或泌尿生殖道感染后的反应性关节炎最为常见。赖特综合征这一名称于1916年报道以来，一直在临床上沿用。严格说来，本病即是具有关节炎、尿道炎及结膜炎三联症的反应性关节炎。完全型和不完全型赖特综合征均与反应性关节炎的概念相一致，现已逐渐被反应性关节炎所替代。

反应性关节炎多发生于18~40岁，也可见儿童及老年人。男女发生率无明显不同。本病无地域差异，可发生于世界各地。

由于反应性关节炎有关节炎症状，因此与类风湿关节炎容易混淆。但它们还是有以下一些区别：①反应性关节炎起病急，发病前常有肠道或泌尿道感染史；类风湿关节炎急性起病者仅占5%~15%，多为慢性发病，发病前常无肠道或泌尿道感染史。②反应性关节炎以外周大关节（尤其是下肢关节）非对称性受累为主，可伴有骶髂关节受损，一般无对称性近端指间关节等小关节受累；而类风湿关节炎累及以外周小关节为主，大多呈对称性，骶髂关节不受影响。③反应性关节炎的关节外表现可为眼炎、尿道炎、龟头炎及发热等，无皮下结节；而类风湿关节炎没有前面的这些情况，却常有皮下结节。④反应性关节炎患者中81%为HLA-B27阳性；而类风湿关节炎患者大多为阴性。⑤反应性关节炎类风湿因子可持续阴性；而类风湿关节炎大多为阳性。⑥反应性关节炎常有骶髂关节炎的X线改变，常为非对称性；而类风湿关节炎无此改变。

## 类风湿关节炎与系统性硬化症有何区别?

系统性硬化症是一种临床上以局限或弥散性皮肤增厚和纤维化为特征，可影响心、肺、肾和消化道等器官的结缔组织疾病。如果病变既累及皮肤，又侵及内脏的，称为系统性硬化症，若病变只局限于皮肤而无内脏损害，则称为局限性硬化症。

关节病变常为系统性硬化症的早期症状，表现为指、膝、踝等关节的疼痛，多为对称性，并有晨僵。另外，肌痛、肌力减退、肌肉紧张发硬、肌肉萎缩也会经常出现，待到疾病晚期，指关节受累呈爪状手，肘、膝关节可呈屈曲挛缩。

系统性硬化症的关节炎与类风湿关节炎既有相似之处，也有不同之点：①系统性硬化症约有70%患者的首发症状为雷诺现象，总的发生率可高达80%~90%。所谓雷诺现象，即患者在遇到寒冷或精神紧张时，指（趾）端变为灰白色，然后变为紫色，最后呈紫红色的3色改变；少数患者开始为灰白色，最后呈紫色的2色改变；或持续呈灰白色的单色改变。类风湿关节炎发生率相对较低，程度也较轻。②系统性硬化症的皮肤发硬，后期变薄，形成"假面样"、肢端硬化等特征性改变，而类风湿关节炎就不存在这些变化。③系统性硬化症的食管蠕动功能障碍、肾脏损害较类风湿关节炎明显，并且严重。④由于系统性硬化症的关节变形，主要是关节周围组织纤维硬化，X线摄片不能发现关节本身的病变，与类风湿关节炎具有的骨质破坏不同。

## 类风湿关节炎与干燥综合征有何关系？

干燥综合征是一种慢性炎症性自身免疫病，其特点是泪腺和唾液腺分泌减少，形成干燥性角膜结膜炎和口腔干燥。干燥综合征是一个全球性疾病，90%以上为女性，发病年龄大部分在40岁以上。在100多种风湿性疾病中，除去骨关节炎外，发病率占第一位的是类风湿关节炎，第二位就是干燥综合征。

干燥综合征可分为原发性与继发性2种。原发性干燥综合征是指单纯出现干燥性角膜结膜炎和口腔干燥，不伴有其他风湿性疾病；继发性干燥综合征是类风湿关节炎、系统性红斑狼疮和系统性硬化症等风湿病伴发的口、眼干燥症。据不完全统计，几乎所有的自身免疫病均可出现继发性干燥综合征，但最常见的要数类风湿关节炎，患者具有典型的关节肿痛、晨僵、骨侵蚀，类风湿关节炎可确诊无误，在该基础上又出现了口干、眼干等症状，经化验检查，证实有SS-B和SS-A特异性抗体出现，口唇黏液腺活检有异常，就符合干燥综合征的诊断。好发于中老年类风湿关节炎患者，25%~30%的类风湿关节炎患者会出现继发性干燥综合征，从中可见类风湿关节炎与干燥综合征关系之密切。

## 类风湿关节炎与痛风性关节炎有何区别？

痛风是一种嘌呤代谢紊乱所引起的高尿酸血症疾病，常表现为反复发作的急性关节炎、痛风结节、痛风性肾病和尿酸性肾结石。

当患者体内有大量尿酸积聚，形成高尿酸血症，如果沉积在关节的骨和软骨上，便可引起关节炎症状，就可成为反复发作的痛风性关节炎。

关节痛是痛风最常见的症状。这种关节炎具有发作突然、疼痛剧烈，伴有高热、头痛、心悸、疲乏等特点。初次发作，症状常在数天或数周内自行消失，一般能够完全恢复原状。约半数患者的初次发作部位在单侧大足趾的跖趾关节（足趾和足背间的关节）。急性发作后即转入无症状期，该期可持续数周至数年。大多数患者经过1~2年又会再次发作，而且有越发越频的趋势，受累关节也越来越多，常常是多处关节同时发生肿痛。多次反复发作，会逐渐演变为慢性痛风性关节炎，进入慢性期后，关节呈现肥大，活动逐渐受到限制，其程度随着发作次数的增加而增加，最后形成关节畸形、僵硬。

痛风性关节炎也同样侵犯四肢关节，晚期也可有关节畸形和功能障碍，因而很容易误诊为类风湿关节炎。但它们毕竟是2种不同的风湿性疾病，因此有着诸多的不同之处：①痛风性关节炎以男性多见，类风湿关节炎以女性居多。②痛风性关节炎初起时都是单个关节，且以大足趾的跖趾关节多见；而类风湿关节炎起病大多是对称性关节炎。③痛风性关节炎血尿酸升高，关节的滑液检查可查到尿酸结晶，血沉一般不快，类风湿因子阴性；而类风湿关节炎的类风湿因子阳性，关节滑液检查可发现类风湿因子，血沉大多增快，血尿酸正常。④痛风性关节炎的关节变形以尿酸结石沉积于关节周围为主；而类风湿关节炎是关节的软骨、骨破坏和脱位引起。⑤痛风性关节炎发作快，消退也快，来去匆匆，有如风之感。⑥痛风性关节炎应用秋水仙碱治疗，能使关节症状迅速改善；而类风湿关节炎却需用激素和非甾体抗炎药治疗才能改善关节症状。

## 类风湿关节炎与感染性关节炎有何区别？

感染性关节炎又叫作化脓性关节炎，是由各种病原体，如细菌、病毒、霉菌、支原体、螺旋体等侵入关节引起的关节炎症。自抗生素广泛应用以来，感染性关节炎已明显减少，但仍时有发生。

细菌进入关节的途径大致有3条：①当关节受伤及关节腔抽液或注入药物时，细菌就由外界直接进入关节；②身体其他部位正在肆虐着的细菌，通过血液循环，侵入关节滑膜，引起关节炎；③邻近组织发炎，如骨髓炎、关节表面皮肤的蜂窝织炎，可殃及近邻，直接蔓延到关节，引起发炎。

全身的任何关节都有机会发生感染性关节炎，但以下肢负重关节最易累及，尤以膝、髋关节多见，其次是踝、肘、腕和肩关节。

感染性关节炎的起病很急，大多数患者均有寒战、高热，体温可达39~41℃，同时出现单个关节的红、肿、热、痛，关节活动受到限制。部分患者也可以先感到乏力、低热、关节疼痛，持续几天后才出现明显的关节红、肿、热、痛。检查关节，常可见到明显发红，关节腔因大量积液而出现肿胀，局部温度可增高，有显著的压痛。

值得注意的是：糖尿病、淋巴瘤等慢性疾病患者，老年人或长期应用糖皮质激素、免疫抑制剂治疗者，在患感染性关节炎时，因反应性较正常人差，局部出现红肿较轻；当髋关节等深部关节感染时，昏迷患者，或是小儿常因炎症反应不明显，关节局部红、肿、热、痛不明显而未被发现；原有类风湿关节炎、痛风性关节炎等关节疾病患者，虽然容易并发关节感染，但易与原来的关节炎相混淆而被忽略。

感染性关节炎具有以下一些特点，有助于与类风湿关节炎相鉴别：①大多累及单关节，偶有2个以上，呈不对称性；②发病急，关节疼痛更为剧烈,全身症状明显;③关节腔穿刺可抽出脓液,培养可检出致病菌;④类风湿因子阴性,免疫检查正常。

## 类风湿关节炎与结核性关节炎有何区别?

众所周知,结核杆菌侵入肺部会引起肺结核。其实,结核杆菌还能进入人体的其他组织,引起结核性脑膜炎、结核性胸膜炎、结核性腹膜炎、肠结核、肾结核,还可引起骨结核和结核性关节炎。

结核性关节炎虽然可以发生在任何年龄,但以儿童、老年人和营养不良者多见。病变可以发生在所有关节,但以负重和活动度较大的髋、膝、脊柱等关节为多见。

结核性关节炎的发展经过均为慢性,大部分患者从单关节开始。患病的关节出现疼痛、肿胀、活动障碍,关节表面的皮肤紧张、变薄、触之不热而有僵硬感。关节的疼痛大多在活动时加剧,休息后稍减轻。睡眠时,由于肌肉放松,关节稍一活动,即可引起剧痛,患儿常在睡梦中痛醒而啼哭。

结核性关节炎的患者,病变关节周围的肌肉萎缩,出现不同程度的关节运动受限和畸形。脊柱结核以腰椎最多,胸椎次之,患者常有挺胸、弯腰不便,小儿患者常需蹲下才能捡取地上的东西,穿袜或系鞋带均有困难,并出现驼背;髋、膝关节结核,走路呈跛行,膝关节常呈半屈位;肘关节结核常使关节发生半屈曲畸形。

在骨、关节结核发生半年到1年以后,在病变附近或较远处形成脓肿,因局部皮肤一般不热,称为"寒性脓肿"。脓肿溃破后流出清稀的脓液,内夹杂干酪样的坏死物,时间一长,创口凹陷,周围皮肤青紫发暗,可以形成瘘管,经久不愈。

结核性关节炎虽与类风湿关节炎容易混淆,但也有其特点:①大多为单关节发病。②多见于儿童、老年人和营养不良者。③经X线检查,早期可发现骨质疏松。在疏松的骨质中,可出现一个半透明而无骨组织的病变阴影,关节间隙增宽及滑膜增厚,淋巴结肿大,以后可有关节面糜烂,边缘部骨质破坏缺损，晚期可见关节囊附近呈点状或片状钙化，关节间隙狭窄与半脱位等骨质破坏现象。④滑液抗酸染色的20%标本可见结核杆菌，80%培养为阳性。⑤类风湿因子阴性。

## 类风湿关节炎与肠病性关节炎有何区别？

肠病性关节炎主要是指由溃疡性结肠炎和克罗恩病（Crohn病）2种炎性肠道疾病所引起的关节炎。

溃疡性结肠炎以青壮年发病居多，有间歇性腹泻，伴有便血，粪便含有黏液和脓液，起病缓慢或骤然发生，发作过后可毫无症状，但有部分患者腹泻和便血竟然绵延不愈。

克罗恩病又称局限性回肠炎、局限性肠炎、节段性肠炎及肉芽肿性肠炎，也是一种病因不明的炎症性肠病，好发于回肠与结肠。常缓慢发病，主要表现为腹痛、腹泻，严重者可并发肠梗阻。

溃疡性结肠炎和克罗恩病一起被称为炎性肠病。肠病性关节炎与免疫有关，常侵犯四肢及脊柱关节，而且受累关节以下肢大关节为主，并有单侧、非对称性的特点，血中类风湿因子阴性，所以和强直性脊柱炎、银屑病关节炎、反应性关节炎等一起，被列入血清阴性脊柱关节病。

肠病性关节炎患者常有四肢关节的肿痛，呈游走性，与类风湿关节炎有不少相似之处，但两者毕竟还有不少区别。肠病性关节炎具有的特点是：有肠道症状，关节炎可自行缓解，虽然常会反复发作，但预后良好，一般不会引起关节畸形；有腊肠指（趾）、杵状指（手指呈鼓槌状）；约20%的患者可发生脊柱炎和骶髂关节炎，出现腰、胸、颈或臀部疼痛，腰和颈部运动受限及扩胸度减少；类风湿因子阴性；50%~60%的患者HLA-B27阳性。

## 类风湿关节炎与风湿性多肌痛有何区别？

在风湿病专科门诊中，常遇到这样的中老年患者：突然出现剧烈的肌肉疼痛，活动不便，疑及类风湿关节炎而来就诊，经详细询问病史及做有关的检查，最后被确诊为风湿性多肌痛。

1957年首次提出风湿性多肌痛，这是一组临床综合征。其病因尚不清楚，可能与遗传易感性有关，也可能与年龄及内分泌激素变化有一定相关性。

该病多见于50岁以上，主要特点是：颈、上臂、肩胛、臀、股部的肌肉疼痛和僵硬，多为对称性，也可先表现为一侧肩部或髋部肌肉不适或疼痛，数周后发展至对侧。轻者晨僵及肌痛，于晨起后1~2小时逐渐消失，休息后僵硬明显。严重者可上肢抬举受限，梳头或持物有一定困难，下肢抬腿及上下楼困难，难以下蹲，更有甚者翻身也感到困难，夜间疼痛常见，可影响正常休息。晚期可出现失用性肌肉萎缩，肩或髋关节周围肌肉萎缩可引起关节挛缩，导致关节运动障碍，受累肌肉无红肿热现象。

风湿性多肌痛可有轻度至中度贫血，部分患者可有白细胞及血小板轻度升高。血沉和C反应蛋白增高，肝功能异常比较常见，抗核抗体及类风湿因子常阴性。X线摄片上无骨质破坏，以及关节半脱位、脱位、强直。

风湿性多肌痛可突然起病，大多在数周内加重，可伴有低热、乏力等全身症状，对小剂量激素（相当于泼尼松每日10~15mg）反应良好。该病常与巨细胞动脉炎合并存在，巨细胞动脉炎是一种以大、中型动脉为主的血管炎。该动脉炎有两个突出的症状，一是头痛，另一个为肌痛。因此，凡风湿性多肌痛患者有头痛、颞动脉压痛、怒张，视力减退、下颌乏力时应警惕巨细胞动脉炎。风湿性多肌痛如不发展成巨细胞动脉炎，则预后较好。

## 幼年特发性关节炎容易与哪些关节炎相混淆？

由于幼年特发性关节炎变化多端，因此容易与其他一些关节炎相混淆，现择其主要几种加以区别。

（1）感染性关节炎：多呈急性起病，一般累及单个关节，局部有明显红、肿、热、痛，并有高热、肌痛、疲乏等全身症状，若抽取关节液，可呈混浊，做细菌涂片或培养为阳性，可与幼年特发性关节炎的3个类型相区别。

（2）风湿性关节炎：风湿性关节炎常常是风湿热的表现之一，也是儿童常见的关节炎。关节炎多发生在多个大关节，并呈游走性，病儿可伴发环形红斑、心脏病变，甚至舞蹈症，用阿司匹林治疗效果明显。根据风湿性关节炎具有的这些特点，可与幼年特发性关节炎做出鉴别。

（3）系统性红斑狼疮：病儿除有发热和关节肿痛外，还可以在面部皮肤出现蝶形红斑、血细胞减少、肾脏损害、神经系统病变，检查血液，可有抗双链DNA抗体、抗核抗体、抗Sm抗体阳性等。

（4）关节结核：发病缓慢，患儿多有低热、盗汗及体重下降等，其他部位如肺、肠等可发生结核，关节病变多在髋和膝关节，关节疼痛和肿胀是其早期表现。结核菌素试验强阳性，X线检查早期就有骨质破坏，这些特点可与幼年特发性关节炎相区别。

# 治疗篇

- ◆ 类风湿关节炎的治疗目的是什么?
- ◆ 类风湿关节炎的治疗原则有哪些?
- ◆ 类风湿关节炎的治疗方案有哪些?
- ◆ 类风湿关节炎患者应如何掌握活动量?
- ◆ 类风湿关节炎患者怎样防止关节畸形加重?
- ◆ ……

## 类风湿关节炎的治疗目的是什么？

类风湿关节炎的病因和发病机制，至今仍然是一个尚未解开的"谜"。因此在治疗上，特别"灵验"的药物，或"立竿见影"的治疗方法和预防措施，目前还在不断探索之中。现在应用的中西医结合治疗、内外科结合治疗，加上全身或局部体疗、理疗及作业疗法等综合治疗，还是取得了一定的疗效。

类风湿关节炎的治疗目的主要是为了减轻关节的炎症反应，抑制病变发展及不可逆骨质破坏，尽可能地保护关节和肌肉的功能及达到病情完全缓解。因此，类风湿关节炎的诊断一旦确立，应做好以下几点。

（1）全面了解疾病的现状，包括疾病活动程度、功能状态、全身健康状况及心理状态，并对可能的转归与预后做出初步分析、判断。

（2）根据上述了解与判断，制订全面合理的治疗方案。

（3）向患者解释疾病的现状与治疗计划，教育患者及其家属如何与疾病做斗争。

总的来说，类风湿关节炎这一疾病，起病缓慢，病情缠绵，会给生活和工作带来或大或小的困难和痛苦，如能早期诊断、早期治疗，采用积极的、综合性（心理、药物和理疗、体疗）和中西结合治疗、内外科结合治疗，大多数患者都可取得不同程度的效果，可以减轻痛苦，控制病情的发展，使患者在生活和工作上不会有太多、太大的困难，但要有耐心，病情即使到了晚期，先进的外科手术还能帮助患者解决不少问题。患者应保持乐观的态度，正确对待疾病、对待生活。

## 类风湿关节炎的治疗原则有哪些？

经过近10年来国内外的大量研究，认为类风湿关节炎的治疗原则为以下4个方面。

（1）早期治疗：一旦确诊为类风湿关节炎，应尽早使用病变缓解性抗风湿药，即二线或慢作用抗风湿药，以及时控制类风湿关节炎病变的进展。

（2）联合用药：大多数患者需要2种以上慢作用药物联合使用。

（3）个体化的治疗方案：由于每个患者的临床表现、病情程度及对药物的反应等不同，应"量体裁衣"，必须为患者提供疗效最好而无明显不良反应的个体化治疗方案。

（4）功能锻炼：类风湿关节炎治疗的主要目的是保持关节的功能，因此，在治疗中关节功能活动极其重要。

## 类风湿关节炎的治疗方案有哪些？

目前，治疗类风湿关节炎的药物有很多。一般可分为非甾体抗炎药和改变病情药。如抗疟药、金制剂、青霉胺、柳氮磺吡啶、甲氨蝶呤、硫唑嘌呤、环磷酰胺、来氟米特、环孢素；中药雷公藤、白芍总苷、青藤碱；生物制剂肿瘤坏死因子α（TNF-α）拮抗剂、白细胞介素IL-1和IL-6拮抗剂、抗CD20单抗以及T细胞共刺激信号抑制剂等。另外一类药是糖皮质激素。

有了这么多的药物，究竟如何来使用它们呢？众所周知，同样的药物，不同的使用方法，常能获得不同的效果。

目前，大多主张联合治疗，其目的是同时合用2种或3种改变病情药，联合应用可通过抑制类风湿关节炎免疫或炎症损伤的不同环节而发挥治疗作用。由于每种药物剂量不增加，不良反应较少重叠，药物不良反应叠加现象并不明显。有学者在1989年提出了"下台阶"方案，即从上而下一级一级走，在发病初期就应用小剂量泼尼松，以控制其炎症，并继续以几种药物联合应用，包括非甾体抗炎药及1种以上的慢作用药物。这样的联合治疗，能使作用机制不同的药物最大限度地发挥各自的作用，以尽早控制关节炎，防止骨破坏。1990年，又有学者提出了锯齿形模式，即所使用的改变病情药一旦失效或病情加重，应及时更换其他改变病情药，使病情再次缓解。这2种方案与传统用法最大的不同之处，在于早期加用了慢作用抗风湿药，从而使病情能及时得到控制，阻止了病程的进一步发展，收到了较好的治疗效果。

另外，还有"上阶梯"模式，主要是根据类风湿关节炎患者的病情轻重不同，采用依次增加慢作用抗风湿药的治疗措施，患者对这种方法的耐受性好，即使出现药物不良反应，也易于调整用药。而且，由于这种方案在开始时慢作用抗风湿药的应用种类少，便于给患者以足量，以便尽早控制关节肿痛等症状。当前类风湿关节炎治疗的传统方法已从序贯单药治疗的上阶梯方案发展为上阶梯联合治疗方案，即治疗效果欠佳时患者采用慢作用抗风湿药的联合治疗。

## 类风湿关节炎患者应如何掌握活动量？

类风湿关节炎的病因至今不明，但它对关节破坏的过程已基本清楚：从关节滑膜开始，先是炎症改变，随后出现滑膜的肉芽组织增生，呈绒毛状，肉芽毫无疑忌地侵袭关节的软骨面、软骨下的骨质、关节囊，直至关节周围的韧带和肌腱组织。发展到后期，不可避免地发生关节脱位、畸形和强直。因此，延缓病情发展，阻止关节畸形的出现和加重，避免残疾，对类风湿关节炎患者是至关重要的。适当进行活动是减少关节畸形的重要因素。

怎样解决这个矛盾呢？据了解，有不少患者因疼痛而不敢活动，为了保持某一种能减轻疼痛的姿势，致使关节的活动受到限制。这里就有一个如何正确掌握活动量的问题。这个问题需辩证地对待，总的原则是：处于炎症活动期的关节（如血沉明显增快，局部肿痛明显），应适当休息，这样不仅可以减轻疼痛，还可以防止炎症的扩散，延缓、减轻炎症对关节的破坏；炎症静止期主张做一些关节负重小或不负重的活动（如仰卧在床上做髋关节、膝关节、踝关节的屈曲运动），目的是增强肌肉、韧带的力量，防止关节挛缩畸形，活动量应由小到大，活动时间逐渐增加，循序渐进。如果不分具体情况，一味地长时间卧床休息，肌肉、韧带乃至关节都会发生失用性改变，导致关节强直的加速形成。

## 类风湿关节炎患者怎样防止关节畸形加重？

类风湿关节炎患者出现关节畸形时，都十分担忧，害怕畸形进一步加重，最终不能随意活动，生活不能自理。面对这种情况，一些患者开始盲目增加关节运动量，忍痛强迫关节进行过度的活动，而另一些患者却开始绝对卧床养息。其实这2种方法都是不可取的。

关节的位置直接影响关节内压力，在关节疼痛情况下，患者常常把关节置于压力尽可能低的位置，虽然这种体位可以减轻疼痛，但对关节恢复不利。如病变累及髋关节时，髋关节处于屈曲和外旋位，膝关节有渗液时也处于屈曲位。当这些不正常体位持续较长时间后，关节囊可发生粘连和挛缩，从而导致关节屈曲畸形。

医生应向患者说明如何减少关节负荷，以及保持关节正常生理功能的方法。首先，为了减少关节负荷，可用手杖或扶车来减少下肢负重，上肢可用吊带来减少肩或肘关节的负重，同时告诉患者怎样保护关节和从事日常生活正常合理的方法。其次是通过夹板、手法和增强肌力的方法来改善关节的排列，从而改进关节活动的协调性。当然，这些措施不宜单一进行，应与适当的药物治疗同时进行。尽量争取使关节的活动能达到、并且保持在功能位置。肘关节的功能位是屈曲的90°；髋、腕、膝、趾关节的功能位是伸直约180°，手指各关节大致呈握鸡蛋样。肘、髋关节的功能位比较容易做到，而膝、腕、指、趾关节不易做到，需借助可塑夹板固定，尤其夜间休息时，肌肉处于松弛状态，容易加重畸形。每晚临睡时，可以让家属帮助绑上夹板，早晨醒来先卸掉夹板，在床上适当做些活动，日常梳洗、早餐后再把夹板绑上，但每天应放开2~3次，让关节适当地活动几次。

用夹板矫正关节畸形不可操之过急，起初可以绑得松一些，渐渐绑紧，坚持一段时间便可见效。下肢关节畸形的，还应使用手杖或拐杖，要注意手杖或拐杖应由健侧支撑，以便与患肢同步，这样才能减轻患肢的负重，使患肢得到适当的活动，以防患肢肌肉挛缩。

## 什么是主动运动和被动运动？

类风湿关节炎患者进行运动练习的种类主要有：被动运动、主动运动、被动运动和主动运动相结合的助力运动、放松运动和牵伸运动等。一般来讲，病变关节应以主动活动（自己活动）为主，被动活动（由家属为患者移动肢体或躯干）为辅。

被动运动主要用于有挛缩倾向的关节，在矫形手术和关节成形术后早期应用，能明显改善关节的功能。基本要点：一是固定，它可以减少关节负重，缓解疼痛，固定时可辅以牵引。二是注意被动活动，可用摆动、震动和牵张的形式进行。

当关节炎症基本控制后，患者可进行主动运动。主要的运动形式有：①静力收缩（等长性收缩）：指只有肌肉收缩，肌肉长度保持不变，而且没有关节活动。这种活动对关节刺激最小，适用于保持和恢复患者的肌力。②动力锻炼（等张性收缩）：指肌肉收缩时伴有肢体移动和关节在正常活动范围内的活动。动力锻炼一般是在静力锻炼肌力达到一定水平时才进行，锻炼时注意不要引起疼痛。一般的日常生活活动即可称为动力锻炼的最常见形式。③耐力锻炼：类风湿关节炎患者可有体能的下降，通过耐力锻炼可增加患者的氧容量，改善心肺功能。在非急性发作期，可进行骑车、游泳或跳舞等锻炼。

医疗体操是另一种康复方法，主要是强迫全身各个关节做全面的运动。各人可根据自己的情况，在专科医生的指导下进行，每日至少1次，必须循序渐进，持之以恒。太极拳、气功等一些传统医疗体操都有好处。为了获得更好的效果，练习前可先做些理疗准备，如洗个热水澡，或在超声波电疗后进行。因为这样可以减轻疼痛，消除肌肉痉挛，增加软组织的伸缩性，体操活动度就可以加大，有利于增加关节活动的范围，提高治疗效果。

利用水的压力、浮力及流动学等物理特性，可训练和增强患者的肌力。

此外，局部的按摩也可增强肌力，防止肌肉萎缩，不失为是一种治疗的好方法。

## 制订运动方案需遵循哪些原则?

在制订类风湿关节炎患者运动方案时，必须遵循以下原则。

（1）进行详细的体格检查，除了解类风湿关节炎关节情况外，还需了解患者的心血管和呼吸系统等情况，必要时还应做相关的检查。当伴有其他活动性病变，如发热、未控制的癫痫等时，均不宜进行锻炼。

（2）对患者的运动能力和耐受能力有一定的了解。

（3）根据类风湿关节炎的不同阶段制订不同运动的方法。

（4）在运动中小心使用非甾体抗炎药，注意可能因该类药物掩盖运动损伤所致的疼痛。

（5）应达到一定的运动量。运动后患者应有轻微的疲劳感、持续不到2小时的轻微疼痛。如运动后肌肉力量反而减退及关节活动范围减少，说明活动过量，应重新调整运动量。

（6）根据不同患者不同病情，充分调动患者的主观能动性，选择适当的运动方式。

（7）运动时间尽量与进食间隔1小时以上，最好在进行理疗后立即进行。

（8）运动方案应包括准备运动、基本练习部分和结束整理部分，要求运动量逐渐上升和逐渐减少。

（9）疾病处在急性期、全身活动性病变还没控制以及脏器功能失代偿期的患者，应禁止进行运动训练。亚急性期可做关节活动范围内的被动运动、主动运动和静力运动。慢性期主要进行伸展性锻炼、等长与等张的需氧锻炼。

（10）明确功能锻炼效果的判断方法。

## 怎样进行精神和心理治疗？

　　有部分类风湿关节炎患者，由于对该病惧怕，因而出现精神障碍。因为类风湿关节炎是一种慢性疾病，病情缠绵，反复发作，常给患者的身心带来痛苦，像其他许多慢性疾病一样，患者往往伴有一定程度的情绪障碍。多数患者的精神症状在出现关节症状或诊断为类风湿关节炎而开始。据国外学者统计：在一组137例类风湿关节炎患者中，17%有重度抑郁，41%有神经症性抑郁，后者症状虽相对较轻，但更趋于慢性。由此可见，精神症状在类风湿关节炎患者中十分常见。另一些研究也表明：心理应激和精神创伤常与类风湿关节炎的起病有关，生活中许多意外事件所带来的应激，使人较易发生类风湿关节炎，并且可使原有的病情恶化。部分类风湿关节炎患者来自不和睦的家庭，其中包括父母、兄弟、夫妻之间。据观察：类风湿关节炎的女性患者常有无法控制的愤怒和攻击行为，患者常诉有诸多不适，男性患者也有类似心理，为此导致夫妻离异者也不在少数。人格测验表明：类风湿关节炎患者倾向于自我牺牲、顺从、自觉、害羞、自我约束及完美主义，对运动和戏剧感兴趣，自我意识较强，对自己的疾病有过分的心理反应。临床上患者可表现为抑郁状态，如悲观、失望、沮丧、兴趣减少、食欲减退、焦虑不适、失眠、嗜睡、自我指责、自我贬值、注意力不集中和记忆力减退，以及头痛、头晕、心悸、消化不良、腹泻和便秘等。其中2个最突出的心理表现为绝望和能力减退感。

　　当患者有焦虑、烦躁、恐惧等症状明显时，可给予抗焦虑药物，主要有苯二氮䓬类药物，最常见和效果较好的有阿普唑仑（0.4~0.8mg，每日3次），其他药物包括地西泮（安定）和氯氮䓬（利眠宁）等，该类药物应用过久可产生依赖和耐受。必要时可应用抗抑郁药物，主要有丙米嗪和多塞平，该类药物有口干、便秘和视力模糊等不良反应，另外还对心脏有一定的毒性，心脏病患者及老年人应慎用。

　　类风湿关节炎患者的心理治疗占有重要地位。医务人员和家属应积极关注患者的痛苦，并使其对该病有一个全面的了解，放下被慢性疾病折磨的包袱，树立战胜疾病的信心。同时使患者懂得如何应付因疾病引起的心理危机，以帮助患者适应疾病的应激或者矫正原有的应付方式，缓和应激原所造成的心理创伤。对患者的心理治疗还应包括家庭治疗和取得社会支持。患者家庭应给予关怀和照顾，特别是给予日常生活的帮助，应积极提供患者的社交、娱乐活动，并鼓励其发展良好的心理状态。社会支持的目的，包括教给患者如何发展同社会及家庭的联系；教给患者如何分辨和接受来自家庭及社会的帮助和情绪鼓励，以及改进与其家庭成员和有关人员关系的技巧。在整个社会网络中，来自医务人员、单位同事、社会工作者及亲友的关心和支持也是十分重要的。

## 如何消炎止痛？

类风湿关节炎是一种较常见的全身性疾病，给患者带来最大的痛苦是关节痛。造成这种痛苦的主要机制是关节的滑膜和滑液中一种称为前列腺素的物质含量明显增加，提高组织对各种炎症递质或因子（如组胺和缓激肽）的敏感性，使患者一直处在疼痛的过敏状态中。关节活动度越小，前列腺素的含量越多，患者就越感疼痛，甚至不敢活动肢体；从另一个角度看，越是不活动肢体，越容易发生关节畸形。因此，类风湿关节炎患者用好非甾体（非激素类）抗炎药十分重要。

前列腺素会提高人体对疼痛的敏感性，目前的非甾体抗炎药（NSAIDs）主要是通过抑制人体内的环氧化酶，阻断花生四烯酸形成前列腺素。所以，在发挥抗炎作用的同时，也会因前列腺素合成减少而容易出现胃肠黏膜糜烂、溃疡，乃至出血等不良反应。

20世纪70年代中期，人们已注意到不同组织来源的环氧化酶制品对阿司匹林样药物的反应不尽相同，提示不同组织中存在同工酶。经过学者们的不断努力，直到90年代初，经分子生物学家研究，发现环氧化酶有2种异构体：即环氧化酶-1（COX-1）和环氧化酶-2（COX-2）。试验证明：环氧化酶-1是一种要素酶，它负责产生的前列腺素，具有胃保护作用和维持肾灌注的功能，又称其为"管家"酶；而环氧化酶–2，是一种诱导酶，它负责产生的前列腺素见于组织炎症部位。由于抑制环氧化酶–1是非甾体抗炎药产生不良反应的根源，因此提出环氧化酶–2/环氧化酶–1的比率到一定数值时，患者对该类药物的耐受性就越好。据报道：阿司匹林、吲哚美辛（消炎痛）、吡罗昔康（炎痛喜康）等环氧化酶–1的抑制作用比对环氧化酶–2强，出现的不良反应较多，而布洛芬、双氯芬酸钠（扶他林）、萘丁美酮（萘普酮）等对环氧化酶–2有选择性抑制作用，会出现较好的效果，不良反应相对较少。为了预防和减少非甾体抗炎药对胃肠的影响，不断探索、研制新的药物，国外还推荐在用该类药物时，并用合成的前列腺素 $E_1$ 类似物，对抗炎和保护胃黏膜都可起到作用。

经过大量的研究，目前有了新的认识：根据对环氧化酶同工酶的研究进展资料，将环氧化酶的功能归纳为：环氧化酶–1作为生理性酶，具有保护胃黏膜、激活血小板及维持肾功能的作用，并参与巨噬细胞分化和炎症反应；环氧化酶–2除在诱导下作为病理性酶，引起炎症、疼痛、发热和异常调节外，还参与组织修复，维持生殖、脑、肾、心和肺等器官的生理功能，以及肾的发育。另外，环氧化酶–2对慢性炎症有抗炎作用。到目前为止，对非甾体抗炎药的疗效和不良反应的机制还不完全明了，仍在不断探索之中。

# 非甾体抗炎药分几类？

鉴于对环氧化酶2种同工酶的认识以及药物研究的进展，有学者提出按照药物对环氧化酶抑制的特点和倾向性，可将非甾体抗炎药分为4类：

（1）COX-1特异性抑制剂：指只针对抑制环氧化酶–1（COX-1），而对环氧化酶–2（COX-2）没有活性的药物。目前只有小剂量阿司匹林被归于此类。

（2）COX非特异性抑制剂：指对COX-1和COX-2的抑制作用在生物学上或在临床上没有差异的一类药物，如吲哚美辛、布洛芬、萘普生及双氯芬酸等。

（3）COX-2倾向性抑制剂：又称COX-2选择性抑制剂。系指在有效治疗剂量时，对COX-2的抑制作用明显大于COX-1。用人全血法测定这类药物对COX-2的选择性比对COX-1大20倍以内。美洛昔康、依托度酸、萘丁美酮及尼美舒利均属于此类。

（4）COX-2特异性抑制剂：这类药物对COX-2有高度选择性抑制作用，即使应用最大治疗剂量时，也不会引起对COX-1的抑制性。塞来昔布属于此类。

对环氧化酶抑制剂的分类，可能有助于评估药物的疗效及毒性。但是，每一种药物的体外试验和临床疗效之间很难达到完全一致，加上同一种药物在不同的个体之间，其疗效和毒性反应更难达到完全一致。因此，理论和实践的统一，药理作用和临床疗效的统一，还需在临床上接受长期和大量患者的验证、证实。

## 如何评价4类环氧化酶抑制剂？

在临床上，评价1种药物疗效和不良反应的唯一标准，只能是接受该种药物治疗患者的反应，以及与其疾病相关的实验室检查项目，而不是别的实验室数据。

（1）COX-1特异性抑制剂：即小剂量阿司匹林（每日剂量为75~150mg），用于预防心、脑血栓病变和降低心肌梗死发病率方面，显示了较好的疗效和安全性，已得到了大家一致的认可。

（2）COX非特异性抑制剂：这类药有很强的抗炎、止痛和解热作用，这类药物仍是当今各国普遍使用的。这类药物的胃肠不良反应较多。在临床上，只要合理选择患者，掌握疗程，密切观察，这类药物仍具有重要的治疗地位。

（3）COX-2倾向性抑制剂：这类药物因对COX-2的抑制作用明显强于COX-1，使其既能较多抑制2种同工酶的致炎作用，又不过分影响2种酶的生理功能。从理论上看，COX-2的倾向性抑制剂比COX-2特异性抑制剂更合理，既有较强的抗炎和止痛作用，又有较少的不良反应。临床观察证实，美洛昔康、萘丁美酮和依托度酸等对类风湿关节炎等疾病的疗效与双氯芬酸、吡罗昔康（炎痛喜康）、吲哚美辛等相当，但不良反应却明显较后一类低。此类药物对肾和心血管的安全性好，除一般人群外，老年人接受这类药物治疗的耐受性好。

（4）COX-2特异性抑制剂：经过研究，塞来昔布对类风湿关节炎的改善率与对照药萘普生相当，但内镜检查溃疡发生率塞来昔布组为6%，而萘普生组则为26%，两组差异较显著。塞来昔布对有慢性胃病、溃疡病史及由其他抗炎药易引发胃肠症状者，可作为优先选择，但不适用于活动性溃疡及因其他抗炎药曾引起肾损害、高血压和水肿等不良反应者。对于已有肾脏病、高血压、糖尿病、服用利尿剂者及老年患者，为避免肾衰竭应慎用和不用这类药物。

通过对以上4类药物的比较，虽然非甾体抗炎药的新品种不断增多，但临床疗效大同小异；尽管某些药物的不良反应较少，但与其他药物对比也只是概率大小和程度轻重不同而已；尽管有些药物在某些方面的不良反应降低，但又引起了新的不良反应。可见在非甾体抗炎药中，到目前为止，还没有无不良反应的药物。

## 怎样用好非甾体抗炎药？

非甾体抗炎药有百余种之多，现在常用的有阿司匹林、尼美舒利、美洛昔康、萘丁美酮、洛索洛芬、吲哚美辛（消炎痛）、双氯芬酸（扶他林、英太青、戴芬）、布洛芬（芬必得）、酮洛芬、萘普生、吡罗昔康（炎痛喜康）、塞来昔布（西乐葆）等，这些药物对类风湿关节炎都有止痛作用。可是，不少患者埋怨：所有止痛药都用过了，就是解决不了问题。这是什么原因呢？这里面有一些用药的原则与用药方法问题，可能患者不甚了解。

非甾体抗炎药虽然都用于止痛、抗炎，但各种药物服用后发挥最佳作用的时间不同，出现的不良反应也不同。在选用非甾体抗炎药时应考虑多种因素，如药物的功效、耐受性、安全性、方便性、价格等，同时还应考虑患者的年龄、病情、是否伴发其他疾病、是否并用其他药物，以及妊娠等。

临床上常常会碰到这样的情况：张某用吲哚美辛（消炎痛）效果好，而李某则"偏爱"布洛芬，这就是所谓的个体差异性。明白了这个道理，就要注意到用药的个体化，患者要配合医生选择最适宜于自己的非甾体抗炎药。到目前为止，对非甾体抗炎药的疗效和不良反应，还无法在患者应用之前做出预测，同1种药物既不会在不同的患者出现完全相同的疗效，也不会出现完全相同的不良反应。由于个体间存在如此明显的差异性，对接受这类药物治疗的患者，需要密切观察其反应，经过治疗几周后疗效不佳，或出现不良反应者，应改用其他药物，最好选用非同一结构的药物。

一般不主张同时应用2种或2种以上的非甾体抗炎药。因为给患者用1种非甾体抗炎药，只要剂量合理，要比几种小剂量非甾体抗炎药合用的效果好，而且合用还有个配伍问题，即合理同时应用，才能加强疗效。否则会适得其反，不但疗效不好，不良反应也大。

如果需要应用2种非甾体抗炎药，还要区别情况，灵活掌握，如一些患者起床时关节特别僵硬，可在前一天晚上临睡时加1种镇痛作用持续时间较长的药，如吲哚美辛栓等。

另外，非甾体抗炎药多数对胃黏膜有损害，因此口服药都应在餐后即服。在使用中，应注意危险性高和不良反应大的药物，特别是老年人、高血压、肝或肾功能受损患者更应引起注意。

## 非甾体抗炎药为何被广泛应用？

非甾体抗炎药（NSAIDs）是当今被世界各国广泛应用的一类药物。美国曾有一项统计表明：每年非甾体抗炎药的处方大约7000万，此外，每年还有300亿份额的非处方非甾体抗炎药品售出。老年人的用量比年轻人多3.6倍。阿司匹林、布洛芬、萘普生和酮洛芬已成为非处方药。近年我国在非甾体抗炎药的应用方面，无论在数量和品种上都呈逐年上升趋势。非甾体抗炎药不但继续应用于以往一直沿用的疾病，而且发现了不少新用途，扩大了应用范围，因此用量不断向上攀升。

非甾体抗炎药以往多用于：①各种急性和慢性炎性关节炎，如类风湿关节炎、风湿热、强直性脊柱炎、骨关节炎、痛风性关节炎、银屑病关节炎等等；②各种软组织风湿病，如肩关节周围炎、腰肌劳损、腰椎间盘突出、纤维肌痛综合征等；③运动性损伤，如扭伤、拉伤、挫伤等；④痛经；⑤胆绞痛或肾绞痛；⑥拔牙和手术后疼痛等；⑦已知或未知原因发热的解热剂；⑧癌性疼痛；⑨其他，如非器质性头痛、肌痛、关节痛等。

在应用非甾体抗炎药中，不断发现它们还有不少新的用途：①预防血栓病变：众所周知，小剂量阿司匹林可抑制血小板聚集，预防血栓形成；②抑制肠道肿瘤：据大量观察发现，该类药可影响肿瘤生长，提示可用于预防和治疗结肠癌和直肠癌；③阿尔茨海默病是在老年人口中最常见的一种疾病，非甾体抗炎药可延缓该病的病程及推迟其发病。

## 非甾体抗炎药有哪些不良反应？

尽管非甾体抗炎药种类甚多，但万变不离其宗，它们发生不良反应的性质却基本相似。

（1）胃肠反应：非甾体抗炎药引起的胃肠不良反应居各种不良反应之首。轻的仅有纳差、恶心、呕吐、反酸、嗳气、腹痛，重者可有溃疡、出血或穿孔。据不完全统计：溃疡发生率高达14%~44%。由非甾体抗炎药诱发的胃或十二指肠溃疡、出血或糜烂的患者中，约有半数没有什么症状，因此需应特别当心。

（2）肾毒性：非甾体抗炎药引起的肾损伤占3%~5%，包括钠潴留、肾小管功能变化、间质肾炎及因滤过和肾血流改变而引起的可逆性肾衰竭。据报道：老年人、高血压、动脉硬化及慢性肾病患者，不适当地使用非甾体抗炎药，诱发肾衰竭的可能性高达30%以上。另外，肾毒性表现还包括蛋白尿、血尿、间质性肾炎和肾乳头坏死等。

（3）血液系统：可有红细胞、白细胞、血小板减少，如及时发现和停药，常常可以恢复。

（4）中枢神经系统：可有头痛、头晕及偶尔发生的抽搐和无菌性脑膜炎等。

（5）过敏反应：可有哮喘、荨麻疹或血管性水肿，严重时甚至会出现休克。对阿司匹林有过敏反应者，通常对其他非甾体抗炎药也有敏感，故应避免应用这类药物。

（6）对肝脏影响：常见肝酶水平升高，因此，接受非甾体抗炎药治疗后4~8周内应做肝功能检查。

（7）心血管系统：最新研究资料表明，服用非甾体抗炎药可使患者的心脑血管疾病的发生率升高。因此，对长期应用者，注意监测心脑血管疾病的情况，一旦出现心悸、心绞痛、一过性脑缺血等症状，要及时采取措施。

## 怎样提高胃肠道的耐受性？

非甾体抗炎药诱发胃肠毒性反应的危险因素有：①年龄超过60岁；②现在和过去疾病的严重性；③有消化性溃疡病史（伴或不伴幽门螺旋杆菌感染）；④有胃肠出血史；⑤非甾体抗炎药和糖皮质激素或抗凝药并用；⑥同时应用2种或多种非甾体抗炎药；⑦非甾体抗炎药的剂量过大或疗程过长；⑧胃肠不能耐受非甾体抗炎药史；⑨酗酒或吸烟或进食辛辣食物；⑩妊娠。

由于应用非甾体抗炎药后引起的胃肠道不良反应较多，除长期服用需密切观察、定期做内镜检查外，对有溃疡病史者或老年人，宜选用经大量病例证实，对胃肠道影响较小的药物，如塞来昔布、美洛昔康、尼美舒利

（怡美力）、萘丁美酮、双氯芬酸等。对于平时无胃肠道症状者，在此教您几招防身之道，以提高在应用非甾体抗炎药时胃肠道的耐受性：①与食物同时服用；②与水同时服用；③直位服用；④减少诱发胃炎的因素，如饮酒、吸烟、食用辛辣刺激食物等。

## 非甾体抗炎药有哪些使用原则？

在使用非甾体抗炎药治疗类风湿关节炎时，应掌握以下一些原则。

（1）剂量应个体化。应结合临床，对不同患者选择不同剂量，老年人宜用半衰期短的药物。

（2）中、小剂量的非甾体抗炎药有退热止痛作用，而大剂量才有抗炎作用。

（3）通常选用1种非甾体抗炎药，如在足量使用2~3周后无效时，则应更换另1种，待有效后再逐渐减量。

（4）在选用一系列非甾体抗炎药后，如未出现有突出疗效，可选用便宜和安全的药物。

（5）不推荐使用2种大剂量非甾体抗炎药，因为疗效不增加，而不良反应增加。

（6）有2~3种胃肠道危险因素存在时，应加用预防溃疡病的药物。

（7）具有1种肾脏危险因素时，应选用合适的非甾体抗炎药，如有2种以上肾脏危险因素时，应避免使用。

（8）用非甾体抗炎药时，应注意与其他药物的相互作用，如应用抗凝剂时，避免同时服用阿司匹林；与洋地黄合用时，应注意防止洋地黄中毒等。

（9）必须明确：非甾体抗炎药不能预防组织损伤、关节的破坏和畸形。

## 常用的非甾体抗炎药有哪些？

非甾体抗炎药常是治疗类风湿关节炎的首选药物，故又称为一线药物。

该类药物只有缓解症状的作用，并不能阻止疾病的进展，患者常称之为"治表"的药物。因此，在应用非甾体抗炎药的同时，应加用改变病情抗风湿药物，以达到既能很快控制症状和减轻病人痛苦，又能控制病变进展的目的。

非甾体抗炎药有：①羧酸类：阿司匹林、二氟尼柳、甲氯芬那酸；②丙酸类：布洛芬、萘普生、酮洛芬、洛索洛芬；③乙酸类：吲哚美辛、双氯芬酸、舒林酸、阿西美辛、依托度酸；④萘基烷酮类：萘丁美酮；⑤昔康类：吡罗昔康、美洛昔康；⑥磺酰苯胺类：尼美舒利；⑦昔布类：塞来昔布、依托考昔。

（1）阿司匹林：又称醋柳酸或乙酰水杨酸。水杨酸是1838年从柳木的树皮中提取出来的，1852年化学合成，1890年合成阿司匹林，应用于临床已有100多年。阿司匹林是一种和缓的抗炎、止痛剂，应用剂量以能充分缓解症状而不引起中毒为宜。有规律地服用效果较好，多数成年人每日3~5g。老年患者一般对大剂量耐受性较差，症状控制后剂量可减半。为减少对胃黏膜的刺激，可在饭后服用，也可在睡前或清晨与食物或抗酸剂同时服。

应用阿司匹林可能产生眩晕、恶心、呕吐、耳鸣、视力减退。据报道：70%病例大便隐血出现阳性，引起溃疡病；极少数可引起过敏反应，如哮喘、皮疹、血管神经水肿等。对肝、肾功能不全或溃疡病、凝血酶原缺乏症的患者，应慎用。

由于疗效更好的其他非甾体抗炎药的大量涌现，现在阿司匹林已很少用于治疗类风湿关节炎。

（2）吲哚美辛：消炎、退热、止痛作用较阿司匹林强。剂量每次25mg，每日2~3次，饭后或餐中服用。少数每周可增加25mg，直到获得满意的效果或每日最大量为150mg。

吲哚美辛禁用于孕妇、哺乳期妇女、帕金森病的患者；有精神病、癫痫史，以及对其过敏的患者、活动性或复发的胃及十二指肠溃疡病的患者相对禁忌；小儿慎用或忌用。不良反应：主要会出现胃肠道疾病和消化性溃疡、头痛及其他大脑功能障碍。胃肠道疾患包括消化不良、恶心、腹痛、隐匿性出血及消化性溃疡。头痛为时常感觉前额跳动性疼痛，尤其醒后最甚。其他还有：眩晕、头晕目眩、精神错乱、抑郁、昏昏欲睡、幻觉、抽搐和晕厥；此外，还可有角膜后沉着、视力模糊、肝大、血液病（再生障碍性贫血、溶血性贫血、骨髓抑制、粒细胞缺乏症、血小板减少性紫癜）、过敏反应（皮疹、哮喘）、听力障碍、水肿（以眼睑多见）、结节性红斑和脱发等。

目前，吲哚美辛有普通片剂、肠溶片、胶囊、缓释胶囊、栓剂、针剂6种。据观察：在作用与不良反应方面，栓剂优于片剂、胶囊，胶囊又优于片剂；针剂虽能肌内注射，起效较快，但毕竟不太方便，不能常用。

（3）氨糖美辛：每片含盐酸氨基葡萄糖75mg、吲哚美辛25mg。氨基葡萄糖是一种海洋生物制剂，是硫酸软骨素的基本成分，能促进黏多糖的合成，提高关节滑液的黏性。该药能改善关节软骨的代谢，有利于关节软骨的修复，具有明显的消炎镇痛作用，能缓解非甾体抗炎药对蛋白多糖化合物合成的阻滞作用，从而降低吲哚美辛原有的毒性和不良反应。每次1~2片，每日2~3次。肾功能不全患者及孕妇禁用，胃与十二指肠溃疡患者及小儿慎用。

（4）舒林酸：在结构上是吲哚美辛一类的吲哚乙酸的衍生物。它以前体——亚砜形式服用，然后在体内代谢为活性硫化代谢产物和无活性砜代谢产物。活性代谢产物具有可逆的抑制环氧化酶的作用，减少致炎的前列腺素合成。因为活性硫化代谢产物在到达肾脏前已变为无活性的砜，或者在肾脏内被氧化酶转变为无活性代谢物，因此对肾脏影响较其他非甾体抗炎药为小。另外，与其他非甾体抗炎药不同：该药抑制血小板凝集作用很小，延长出血时间作用也较阿司匹林为小；对血压控制的影响也较其他非甾体抗炎药小。尤其适用于老年患者，每次200mg，每日2次。

（5）阿西美辛：有效成分是阿西美辛，为吲哚美辛的前体药，口服后大部分由小肠吸收，再经肝脏代谢转变为吲哚美辛才能发挥其疗效。是吲哚衍生物中筛选出的具有强抗炎活性和低溃疡诱发率的药物。每日服1粒

90mg的缓释胶囊，内含30mg速释颗粒和60mg缓释颗粒。

（6）布洛芬：又称异丁苯丙酸。其消炎作用较弱，镇痛作用较强，具有和阿司匹林、对乙酰氨基酚相似的退热效果，并且药效持久。每次0.2~0.4g，每日3~4次。应用中胃肠道不良反应较少，肝毒性反应较小。

（7）布洛芬的缓释胶囊：虽然布洛芬具有镇痛作用较强、胃肠道不良反应少、对肝毒性低等优点，但由于其半衰期短，1天需服3~4次，更由于患者血液中药物浓度的波动，会使疼痛再现，特别是夜间更明显。芬必得较普通剂型疗效稳定，并且药效可延长，它使药物分布在数百个微小的颗粒中，通过特殊的生产工艺，使布洛芬定时、定量和长时间的释放，并且加大了药物在胃肠内的覆盖面，从而减少了对胃肠的刺激。每次0.3~0.6g，每日2次。

（8）酮洛芬：又称优布芬，具有解热、镇痛、消炎作用。对于多种关节炎有良好的镇痛效果，其疗效优于布洛芬，比阿司匹林强100倍，不良反应低于吲哚美辛。每次50mg，每日3~4次；缓释片100mg，每日1次。

（9）托美丁：又称痛灭定，具有较强的消炎、镇痛、解热作用。每次0.2~0.4g，每日3次。有恶心、胃部不适、食欲不振、胃痛，偶见头痛、浮肿等不良反应。有严重消化道溃疡、肝肾功能障碍、孕妇、哺乳期妇女及对该药过敏者忌用。

（10）萘普生：属中效抗炎药，经动物实验证明，其消炎作用较保泰松强，止痛、解热作用比阿司匹林强。萘普生是一种酸性药物，加服碳酸氢钠能加速该药的吸收；同时它在血中的浓度也较高，而氢氧化铝和氧化酶则相反。服用量为每次250mg，每日2次。服药后有少数患者会出现轻度消化不良、腹部不适、胀气、恶心、食欲减退等胃肠道不良反应。对阿司匹林过敏者，怀孕前后、哺乳期等患者禁用；有胃及十二指肠溃疡、肾功能不全、高血压、冠心病患者慎用。

（11）萘丁美酮：是一种长效的非甾体抗炎药，它是一种前体药物。口服吸收后，主要迅速代谢为活性代谢产物6-甲氧基-2-萘乙酸。后者为前列腺素合成的强抑制剂，因而该药有很强的消炎镇痛作用。它具有与萘普生相同的疗效，但不良反应却较少，仅见头晕、恶心、纳差等症状，并且在长期服用后会逐渐消失。剂量为1g，每晚1次。

（12）吡罗昔康：具有消炎、镇痛作用，每日服20mg。该药具有服药量小、药物的生物利用度较高、口服吸收快、作用时间长等特点。不良反应有头晕、浮肿、胃部不适、腹泻、胸闷等现象。有消化性溃疡史者慎用；孕妇和哺乳期妇女、儿童及对该药过敏者忌用。

## 较新的非甾体抗炎药有哪些？

非甾体抗炎药可谓层出不穷，每年都有不少新品种出现，现介绍以下几种。

（1）尼美舒利：为4-硝基-2-苯氧基甲烷磺酰苯胺，甲磺酰基作为活性基因，具有高度选择性抑制环氧化酶-2的活性，对环氧化酶-1不发挥作用，不影响胃内保护前列腺素的合成，但能发挥有效的抗炎作用，从而减少了其他非甾体抗炎药常见的消化道溃疡和出血的不良反应。服用1~2小时后可达最大血药浓度，半衰期为2~3小时，有效治疗浓度可持续6~8小时。不良反应较少，有严重肝肾功能不全者慎用。现有片剂、分散片、颗粒等剂型。

（2）双氯芬酸钠：系中外合资生产，国产同类药品为双氯灭痛。该药的抗炎、止痛和解热作用强，剂量小，不良反应少，多为轻微且可逆，其中大部分为轻、中度的胃肠道反应，老年和儿童患者的耐受性均好。每次25~50mg，每日3次；缓释片每日1次，每次75mg，最大剂量为75mg，每日2次。

（3）双氯芬酸钠缓释胶囊：每一个胶囊由上百粒缓释微粒组成，微丸内药物的释放徐缓而均匀，口服吸收完全，是我国自行研制第一个投产的国产缓释微丸类产品。该品的镇痛、抗炎作用是通过对环氧化酶抑制，而减少前列腺素的合成，还有一定抑制脂氧化酶而减少白三烯、缓激肽等产物的作用。服药后约在4小时后血药达峰值。血药浓度平稳，避免了峰谷现象，使患者耐受性增高。药物半衰期约2小时。长期应用无蓄积作用。临床证明其疗效确切而安全，顺应性也比其他非甾体抗炎药好。每次50mg，每日2次。

（4）双氯芬酸钠双释放胶囊：将某一单位剂量的药物活性成分均匀分散在几百个小颗粒内，每粒胶囊含75mg双氯芬酸钠，其中25mg为速释肠溶颗粒，可迅速释放缓解症状，其余50mg为缓释颗粒，维持长时间平稳持久药效。每次75mg，每日1~2次。

（5）奥斯克：每片含双氯芬酸钠50mg和米索前列醇200μg。前者能抗炎，后者有保护胃黏膜作用，两者兼顾，相得益彰，既达到了缓解疼痛和改善活动的目的，又减少了胃肠溃疡的发生率。由于米索前列醇能导致子宫平滑肌收缩，所以孕妇禁用。

（6）美洛昔康：属烯醇酸类。是一种新型的选择性环氧化酶-2抑制剂，针对环氧化酶-2诱导酶控制前列腺素合成，从而达到抗炎、镇痛的目的，胃肠道不良反应较少。半衰期为20小时。每日1次，每次15mg。

（7）噁丙嗪：具有抗炎、镇痛、解热作用。对消化道作用轻微，而且药效具有持久性，在人体血中达峰时间为6~8小时，半衰期为50~60小时。每日1次，每次0.4g。偶有恶心、胃部不适、腹胀、口渴、头晕、困倦等不良反应。凡有消化道溃疡、严重肝肾疾病、血液病以及小儿、妊娠期和哺乳期妇女，对该药过敏者禁用。

（8）诺德伦：与诺松相同。

（9）洛索洛芬：属丙酸类消炎镇痛药。乐松为前体药，在消化道内无活性，被吸收后转变呈活体，竞争性结合环氧化酶，抑制前列腺素的合成，对消化道的不良反应变得更小。其半衰期为1.3小时，24小时后基本上从血中消失，无体内蓄积，服用安全。具有强效且均衡的镇痛、抗炎、解热作用，起效迅速。每次60mg，每日3次。有消化道溃疡，心、肺、肾功能障碍，血液学异常，过敏者慎用或忌用。

## 新一代非甾体抗炎药有哪些？

新一代非甾体抗炎药是指具有特异性环氧化酶-2抑制作用的制剂，目前已经上市的有塞来昔布。

在治疗剂量或大于治疗剂量的一定范围内，主要抑制环氧化酶-2而不抑制环氧化酶-1。临床应用可出现镇痛、抗炎疗效而较少出现胃黏膜损害，体现了卓越的安全性。不仅镇痛与抗炎效果与目前使用的非甾体抗炎药相当，而且不良反应发生率较低，被认为是目前镇痛和消炎最安全的药物之一。在药代动力学方面，通过口服吸收，空腹服用3小时后达到血浓度高峰。在肝内代谢为无活性的代谢产物，并经肾由尿排出。

塞来昔布治疗类风湿关节炎的推荐剂量为100~200mg，每日2次。因其含有磺胺基团，凡对磺胺过敏者忌用。少数患者可有头痛、眩晕、便秘、恶心、腹痛、腹泻、消化不良、胀气、呕吐等不良反应。

## 非甾体抗炎药能外用吗？

非甾体抗炎药不但能够内服，有一部分还可制成外用剂型，以求使用方便、提高局部疗效、减少全身不良反应。

（1）扶他林乳胶剂：该品主要成分为双氯芬酸二乙胺，为白色至淡黄色乳脂样凝胶，味香。它具有乳剂和凝胶的特点，经皮外用后，透皮吸收迅速，可以产生局部高浓度，局部治疗作用强，全身不良反应很少。患者可根据疼痛处面积大小，每次使用2~4g，轻轻擦于患处，每日3~4次。每日总量不超过15g（1支含20g）。

偶尔会出现过敏性或非过敏性皮炎，如丘疹、皮肤发红、水肿、瘙痒、小水疱、大水疱或鳞屑等。对该药和其他非甾体抗炎药及异丙醇或丙二醇过敏者忌用。

（2）优迈霜：有效成分是依托芬那酯，属邻氨基本甲酸的衍生物，具有优良理化特性，使有效成分很容易地透过全层的皮肤，在关节周围的炎症组织中聚积起来，炎症组织中的药物浓度可达非炎症组织的20倍。1g优迈霜含100mg依托芬那酯，根据疼痛部位的大小，每次挤5~10cm长，涂在肿痛部位，用手轻轻按摩，每日3~4次。

少数患者应用后会出现皮肤潮红，停药后可迅速消失。对该药及其他非甾体抗炎药过敏者禁用。

（3）法斯通凝胶：有效成分为2.5%酮洛芬，为水醇凝胶制剂。通过适宜的赋形剂，酮洛芬通过透皮途径到达炎症部位，缓解关节、肌肉、肌腱和韧带疼痛。长期局部用药可增加敏感性。每次3~5cm，每日2次或更多，充分按摩使之容易吸收。

（4）吡罗昔康贴片：主要成分是吡罗昔康。具有控制药物释放速度的药物透皮传递系统，药物可持续48小时释放，并透过皮肤到达局部靶组织。本品为棕色椭圆形的聚亚氨酯贴片，一面为透明的长方形聚酯膜，一面为褐色的、椭圆形、有黏性的聚亚氨酯膜。将本品贴敷在患处，每2日1帖。在洗澡，或出汗时，每天1帖。使用时需清洁并干燥患处，偶尔见皮肤局部发红、瘙痒、皮疹，若症状严重，应停止使用。对本品或其他吡罗昔康制剂过敏者，或曾发生过阿司匹林敏感性哮喘者，以及年龄在14岁以下的患者禁用。

## 有哪些药物可改变类风湿关节炎的病情？

改变病情抗风湿药物（DMARDs）一般起效缓慢，对疼痛的缓解作用较差，但这类药物的抗炎作用持久，可减缓关节的侵蚀、破坏以及由此而致的功能丧失。有学者认为：根据这些药物起效均较慢这一特点，可将该类药物称为慢作用抗风湿药物。以往将其和免疫调节药物称为二线药物，患者称之为能治"本"的药。

以前认为，在应用一线药物非甾体抗炎药半年后，病情仍然不能控制，再逐渐用二线药改变病情抗风湿药物、免疫调节药物和三线药肾上腺皮质激素。这种方法虽然避免了二线药物、三线药物的许多不良反应，但由于类风湿关节炎滑膜炎在最初2年间进展很明显，50%关节骨破坏都在这期间出现，因此，近年来治疗该病时采用了更为积极的方案，一开始就采用2种或3种一线、二线、三线或其他药物进行治疗。

用来治疗类风湿关节炎的改变病情药物，目前国际上公认的主要有金制剂、青霉胺、柳氮磺吡啶及抗疟药等，它们具有以下一些共同点：服药以后，症状不能立即减轻，一般要在几周或几个月后，病情才见好转；持续服药时，可部分或全部控制疾病的症状，同时，关节和其他组织的损害也大半停止；在停药以后的不同时间，症状又会复发；这些药物的作用机制还不太了解。

2008年美国风湿病学会提出了非生物和生物改变病情抗风湿药物。非生物改变病情抗风湿药物即指上述的金制剂、柳氮磺吡啶等药物；生物改变病情抗风湿药物指新型的生物制剂，如重组人Ⅱ型肿瘤坏死因子受体-抗体融合蛋白、英夫利西单抗等。

## 金子做药能治疗类风湿关节炎吗？

戴金戒指可使类风湿关节炎患者手指病变减轻，这是英国一家医院对患病2年以上的2组类风湿关节炎患者进行的一项调查研究所发现的。

自1920年起，就有用金子做的药——金制剂应用于类风湿关节炎。金制剂是指金和巯基化合物结合形成的多聚体，虽然不少研究揭示了它可能具有抗炎等作用，但真正能治疗类风湿关节炎的机制还不清楚。一般认为：如在不可修复的损害出现前，能够用金制剂治疗控制关节炎的症状，可获得满意效果，至少有一半患者会得到明显好转。金制剂可抑制或缓解类风湿关节炎的滑膜病变，长期使用金制剂可使患者的关节疼痛、肿胀及晨僵明显好转，并可使血沉、类风湿因子、C反应蛋白下降，以及从X线摄片观察可显示关节破坏性病变的发展速度减慢或停止，甚至有些患者的病变得到修复。目前主张在类风湿关节炎早期就使用金制剂，并常与青霉胺、甲氨蝶呤、柳氮磺吡啶或抗疟药等联合应用。

## 怎样应用注射金较妥?

目前，金制剂可分为两大类：注射金和口服金。

注射金主要有硫代葡萄糖金和硫代苹果酸金钠，两者的临床效果相近。常规使用剂量从每周10mg的小剂量开始肌内注射，以便测试有无药物特异性反应，如无反应，可先给25mg，以后每周50mg，直至总量达到1g（1000mg）或病情有好转。一般注射后3~4个月后开始出现疗效，然后将注射剂量减少及间隔延长至2周或3~4周注射1次，维持治疗。除有明显的不良反应外，一般可以长期使用。若停用，几乎所有患者都会在数月内病情复发。

不良反应：该药在体内蓄积，缓慢地经肾脏排泄到体外。由于其治疗作用和毒性作用均与该药在体内存留成正比，并且因人而异，因此对患者需严密观察。不良反应一般在金盐注入量达300~500mg后出现，以皮炎最常见。中毒性肾炎的最初表现为蛋白尿或显微镜下血尿，当尿中出现微量蛋白或红细胞时，应立即停药，直到尿液恢复正常为止。血小板减少症、再生障碍性贫血、粒细胞缺乏症可能是血液异常最严重的不良反应，但并不常见。当白细胞少于$4 \times 10^9$/L时应停药，待血液恢复正常后才能进行重新治疗，但只能用每周常用量的一半，同时还需细心观察。

有糖尿病、肾病、肝功能不全、高血压、心力衰竭、白细胞减少、出血倾向，以及孕妇、类风湿关节炎伴有系统性红斑狼疮或干燥综合征的患者应忌用。

注射金均呈高度水溶性，胃肠道不易吸收，只能用作肌内注射，疗效较好但使用不方便，目前已逐渐被口服金制剂所代替。

## 口服金有哪些优越性?

口服金呈脂溶性，口服易吸收，使用方便。1976年以来，许多国家试用口服金制剂——金诺芬，系烷磷化氢金烃基化合物，每片3mg，含金29%。

经临床应用，证实该药在改善类风湿关节炎患者的症状、体征及实验室检查异常上有效，与注射金疗效相近，具有使用方便及不良反应较小的优点。用法：每次3mg，每日2次；或6mg，每日1次。口服金制剂一般在4~6个月后起效，病情控制后仍需长期维持治疗，否则停药后易复发。

1989年6月，我国9家医院曾对223例类风湿性关节炎患者做了为期6个月的金诺芬双盲临床疗效考核。在这基础上，于1989年9月~1992年7月，上海第二医科大学仁济医院、上海光华医院、天津医科大学第二附属医院、北京大学人民医院4家医院，对其中46例类风湿关节炎患者进行了长达30个月的疗效与安全性研究。结果显示如下。

（1）除类风湿因子滴度外，晨僵、握力、关节疼痛数、关节肿胀数及血沉等各单项指标均较治疗前有显著好转。

（2）总有效率为84.8%，其中缓解及显效为69.6%。经6个月治疗有效的37个病例中，大体上随用药时间延长，疗效继续呈缓慢波动改善，无效患者减少。

（3）长期治疗的不良反应：慢性腹泻1例；显微镜下血尿1例；蛋白尿2例，停药2周后消失；白细胞、血小板下降1例，停药2周经对症处理恢复。

没有因不良反应而终止治疗者。因此认为：金诺芬是一种作用缓慢，能改善病情、治疗类风湿关节炎有效的药物。该药疗效稳定，可以长期使用。

## 如何正确服用青霉胺？

青霉胺是青霉素的代谢产物，由于其左旋体不良反应较大，临床上使用的是右旋体。青霉胺是一种含有巯基的化合物，能结合铜、汞、铅等金属，促使从尿中排出，因此，原来是治疗重金属中毒的药物之一，也是治疗铜代谢障碍所引起的肝豆状核变性的有效驱铜剂。1960年开始用于类风湿关节炎，并取得一定的疗效。类风湿关节炎患者血中含铜较高，它与铜结合而抑制单胺氧化酶及其相应酶的活性，从而起到治疗作用。同时，它也可与深藏在网状内皮细胞内的铁结合，使铁被骨髓利用来造血，达到纠正贫血的目的；由于它可使血浆中巨球蛋白的二硫键断裂而发生解聚，使类风湿因子滴度下降，抑制淋巴细胞转化，使抗体生成减少，稳定溶酶体酶；它还有抗炎作用，使滑膜炎症减轻。

青霉胺为口服制剂，吸收较快，一般口服后45分钟~2小时即可达到血浆高峰浓度。青霉胺的吸收易受食物的影响，应在饭后服用。青霉胺大部分在肝脏代谢，代谢产物从尿和粪便中排出，只有少量以原形从尿中排出。

青霉胺从每日125~250mg开始，然后每个月增加125mg，直至每日剂量达500~750mg。青霉胺起效较慢，一般需用药2~3个月才见效，疗效与金制剂相似。近年来多倾向于小剂量应用，以减少其不良反应。目前一致的意见是尽早用药，对早期尚无关节破坏的类风湿关节炎患者尤其适用。长期使用显效后直至病情完全缓解也只宜减量不能停药，否则病情会反复。

## 青霉胺有哪些不良反应？

在应用青霉胺中，不良反应较多，剂量较大时更为明显。在用药早期，除少数患者可能有过敏反应外，其他不良反应并不明显，但随着疗程的延长，不良反应的发生率会越来越高。有学者统计：在用药18个月中，约有20%的患者因出现不良反应需减量或停药。较常见的不良反应如下。

（1）肝肾功能损害：可出现血清氨基转移酶增高和血尿。据统计：治疗到第4~18个月，10%~15%的患者有蛋白尿，极少数发展为肾病综合征。停药后，单纯蛋白尿病例的蛋白尿可逐渐减少或消失，有时可长达1年。

（2）味觉丧失：一般在治疗6周后发生，可能与锌的排泄有关。可给予对症处理。

（3）皮疹：可出现皮肤瘙痒、皮疹。一种是斑丘疹或多形皮疹，在治疗4个月内发生，停止治疗后能迅速消失，以后可以再开始治疗；另一种为晚期皮疹，在治疗6个月后发生，属不规则的表面有鳞屑的斑疹，发痒不能忍受，以躯干为主，常需停药。极少数可出现类似天疱疮的疱疹，应立即停药。

（4）胃肠道功能紊乱：食欲减退、恶心、呕吐在治疗初1~2个月内发生率最高。一般不重，不必减药或停药。

（5）早期发热：极少见，属过敏引起，需停用该药。

（6）血液变化：有血小板下降，最低可到$40 \times 10^9/L$，停止治疗能很快恢复；粒细胞减少很少发生，虽不到1%病例，但应特别认真对待，因有潜在致命危险，若低于$4 \times 10^9/L$，应立即停药。

（7）口腔炎：很少发生，但应停止治疗。

（8）少数人可出现重症肌无力、多发性肌炎、神经根炎、干燥综合征、药物性狼疮、肺出血肾炎综合征，应立即停药。

在应用青霉胺治疗初期，应每2周检查血、尿常规，以后可延长至每4周1次。若白细胞低于$4 \times 10^9/L$，血小板少于$100 \times 10^9/L$，或尿蛋白每日超过1g，或出现血尿者，应停药。凡血小板、白细胞减少者，肾病患者及孕妇应禁止使用。综合国外报道和较长时间对大量患者的应用情况分析表明，经青霉胺治疗，一般患者的临床症状均有不同程度的好转，表现为关节疼痛减轻、晨僵时间缩短、关节活动度增加、握力增加、血沉减慢、血红蛋白正常、类风湿因子滴度减低或转阴。一般在用药后12~16周好转。因此，随着病情的好转，非甾体抗炎药可逐渐减量或停用，停用糖皮质激素的时间需更长一些。

应说明的是：青霉胺和青霉素并无交叉过敏反应，所以不必做青霉素皮肤试验。

## 服用氯喹应注意些什么？

氯喹从1944年开始应用于临床，最初用来治疗疟疾，以后用途逐渐扩大。1951年起用于治疗类风湿关节炎，有一定疗效。近年来，羟氯喹在美国和加拿大等国被广泛应用于治疗类风湿关节炎，与氯喹相比，其不良反应相对较少。

氯喹和羟氯喹在人体内代谢和排泄均较缓慢，疗效一般在治疗3~6个月后才出现。这类药物能抑制类风湿关节炎滑膜破坏，一旦显效后作用持久，停药后关节炎症可缓解数月至数年，甚至可以完全控制。若连用半年无效者，一般不必再用。氯喹每日饭后1次服用0.25g，羟氯喹每日0.2~0.4g，分1~2次服用，长期维持治疗，每日0.2g即可。

氯喹、羟氯喹的不良反应一般不严重，表现为皮疹、脱发和白发、食欲不振、恶心、呕吐、腹泻、视力模糊、头痛、头晕、失眠、精神紧张及肌无力等，停药后可恢复。

氯喹和羟氯喹口服后吸收迅速且完全，并广泛分布于组织中，以心、肝、肾及眼色素膜组织中浓度较高，大多数以原形从尿中排出，极少数由粪便排出。该药对含有黑色素的皮肤和眼组织有很高的亲和力。因此，眼部病变是抗疟药最值得重视的不良反应，其表现有复视、视网膜点状或团状色素沉着，视野由周围向中心缩小，也有永久性视力损害及角膜药物沉积等。但是，若掌握适当剂量，长期服药2年以上也极少出现眼部病变。早期的视网膜病变，停药后大多可恢复正常，晚期病变常常不可改变，甚至在停药后仍继续发展。因此必须在服药3~6个月后做1次眼科检查，一旦出现异常应立即停药。

据报道，个别患者应用抗疟药后可出现心律失常、粒细胞减少和再生障碍性贫血等，凡是肝、肾、心脏功能不全或白细胞在$4 \times 10^9$/L以下者、孕妇、重症肌无力、未被控制的糖尿病患者慎用或禁用。

## 柳氮磺吡啶有何作用及不良反应？

柳氮磺吡啶是磺胺吡啶和5-氨基水杨酸的偶氮络合物，具有抗炎和抗菌双重作用。近年来的许多资料表明，它还能抑制免疫复合物及类风湿因子的合成，从而对类风湿关节炎的免疫病理损伤发生影响。

目前，柳氮磺吡啶已被公认为治疗类风湿关节炎有肯定疗效的药物。它的疗效可与青霉胺、金制剂或氯喹、羟氯喹相比，但柳氮磺吡啶的毒性相对较小，见效较快（4~8周），若连续用药6个月无效，则应换药。该药起效后必须长期连续使用，以维持疗效。为防止不良反应，一般从小剂量（每次0.25g，每日2~3次）开始，逐渐递增至每次0.5~1g，每日3次。剂量每日不宜低于1.5g，否则难以达到疗效；剂量每日超过2g，则增加不良反应。

许多临床观察证明：柳氮磺吡啶对关节和关节外表现，如关节疼痛、肿胀、握力、晨僵、血沉、C反应蛋白及类风湿因子的改善均有一定的疗效。

由于柳氮磺吡啶的应用历史较长，人们对其不良反应的认识也较全面，常见的有胃肠道和中枢神经系统症状，如恶心、呕吐、腹泻、厌食、消化不良、抑郁、头痛等。对造血系统的毒性虽然少见，但也可引起粒细胞减少、血小板减少、贫血等，严重者可出现再生障碍性贫血和溶血性贫血等异常。对血液系统的抑制作用往往较轻，一般经减少剂量或暂时停药，即可很快恢复。其他还有皮疹，患者大部分表现为非特异性皮疹，常在服药后不久即可出现，停药后即消失，一般认为与特异质过敏反应有关。柳氮磺吡啶对男性生殖腺有抑制作用，表现为精子数目减少、精子运动及形态异常等，一般发生在治疗后2~3个月后，停药便可恢复。

有肾功能减退者慎用，对磺胺类药物过敏者忌用。

## 抗癌药为何能治疗类风湿关节炎？

在类风湿关节炎的发病中，自身免疫异常起着重要的作用，多年来人们试图通过抑制免疫反应减缓和阻止类风湿关节炎的病变发展。较常应用的免疫调节药物有甲氨蝶呤、环磷酰胺、硫唑嘌呤、苯丁酸氮芥、环孢素、来氟米特等，其中位列前4种的药物，原来的"职责"均为抗癌，因此名声在外，广大患者都知道它们属于抗癌药物。其实，这些抗癌药物也是组成免疫调节药物的一部分，治疗类风湿关节炎就成了它们的"第二职业"。

从20世纪50年代早期起，即试用免疫调节药物治疗类风湿关节炎，以后因糖皮质激素问世而暂时停用，直至60年代中期，因发现使用大量皮质激素的严重不良反应，以及不能使该病治愈的缺点后，又重新开始试用该类药物，真可谓一波三折。经过近几十年的临床及实验室研究，免疫调节药物在类风湿关节炎治疗中的机制、选择及用药特点已被逐渐认识。

这些免疫调节药物的作用机制各不相同，对各系统器官的不良反应也不尽一致，临床上应根据各种免疫调节药物的作用特点，以及患者的临床状况选用。用药原则应力求发挥免疫调节作用，又不出现明显的不良反应。

## 为什么需早期使用甲氨蝶呤？

甲氨蝶呤又称氨甲蝶呤，属抗叶酸代谢产物。20世纪40年代即用于治疗儿童白血病，50年代用于银屑病的治疗，以后主要用于肿瘤的治疗，到70年代末，又用于类风湿关节炎的治疗。

由于甲氨蝶呤具有抑制白细胞的趋向性，有直接的抗炎作用，并有很强的免疫抑制作用，小剂量应用很少引起严重的不良反应，而且治疗类风湿关节炎的疗效确实，是目前国内外治疗类风湿关节炎的首选药物之一。

通过大量研究，许多学者认为：应在早期使用甲氨蝶呤治疗类风湿关节炎，这对于早期控制病程进展比较有益。

在类风湿关节炎治疗中，一般主张小剂量及长疗程应用甲氨蝶呤。每周5~15mg，1次口服，也可静脉注射或肌内注射。有学者建议从每周2.5~5mg开始，逐渐加量，一般递增至每周15mg，最大剂量每周不超过30mg。它具有作用迅速、疗效确切、危险性小的特点，有些患者应用1~2次后，关节肿痛即可改善，通常在1个月内有所进步。该药起效快，停药后反复也快，一般在停药2周以内，被控制的病情又会很快地发作，因此，当病情控制后应维持使用，目前认为，甲氨蝶呤可持续应用5~6年或以上。甲氨蝶呤与其他改变病情抗风湿药合用的效果又优于单用，与其他慢作用抗风湿药相比，甲氨蝶呤对阻止类风湿关节炎骨质破坏的作用优于青霉胺及硫唑嘌呤，弱于金制剂，而与柳氮磺吡啶、来氟米特相当。对于病情明显活动和提示预后不良的患者，推荐使用甲氨蝶呤或与其他慢作用抗风湿药物或生物制剂联合治疗。

据国外报道，应用甲氨蝶呤5~8年后，仍有一定的疗效，虽会出现一些不良反应，但均较轻，多数患者只需调整剂量即可缓解。上海光华医院对27例类风湿关节炎患者，每周应用甲氨蝶呤7.5mg，连续应用7年，结果与国外研究结果相似，患者的关节疼痛数、关节肿胀数、晨僵时间、两手握力、血沉、类风湿因子滴度及免疫球蛋白G（IgG）、免疫球蛋白A（IgA）、免疫球蛋白M（IgM）等各项指标都保持在较好水平上。长期应用的毒副作用主要是感染，在27个病例中就有4名患者发生过，其中有2例发生肺炎，治疗期间肝功能、肾功能均正常。

综合近年来的研究报道，甲氨蝶呤治疗类风湿关节炎的有效率为64%~87%，不良反应见于约半数的患者，因不良反应停药者占17%~22%。

## 甲氨蝶呤有哪些不良反应？

尽管小剂量甲氨蝶呤治疗类风湿关节炎有着不少优点，但不可否认仍有一些不良反应。经大规模的研究表明：甲氨蝶呤治疗组和非治疗组的类风湿关节炎患者的恶性肿瘤发生率及死亡率无明显差异。

甲氨蝶呤常见的不良反应有恶心、呕吐、口腔溃疡、腹泻等胃肠道症状，脱发、肺炎、氨基转移酶升高、肺纤维化及白细胞减少、血小板减少、全血细胞减少、皮疹等，其中大多数不良反应都比较短暂而且较轻，不需要改变或中断治疗。需要注意的是肝毒性，国外曾有报道，用甲氨蝶呤治疗13年后，其累积剂量达8828mg时，轻度肝纤维化的发生率为24%，但肝硬化较少见，凡慢性肝病患者应用该药时，应随访肝功能。肺损害见于

2%~5%接受小剂量甲氨蝶呤治疗的类风湿关节炎患者。一般认为：甲氨蝶呤引起的肺损害是一种超敏反应所致，在部分患者可能与特异性细胞免疫反应有关。甲氨蝶呤引起的肺受累，大多表现为病毒性上呼吸道感染的早期症状，如干咳或有低热。甲氨蝶呤引起的肺间质纤维化可用糖皮质激素治疗。较大剂量时可出现闭经及精子减少等。此外，甲氨蝶呤及其代谢产物主要从肾脏排出，长期使用应注意对肾脏的不良反应。目前，国内外学者都认为小剂量叶酸或亚叶酸与甲氨蝶呤同时使用，可以减少甲氨蝶呤的不良反应而不影响其疗效。

凡肝、肾损害患者及孕妇不宜使用。

综上所述，在应用甲氨蝶呤中应注意以下几点：①治疗效果与用药剂量及给药途径有关。一般用量为每周7.5~15mg。相同剂量时，注射给药的效果稍优于口服。②每周1次用药法疗效肯定，而不良反应相对减轻。③叶酸（每日5mg）可减低甲氨蝶呤引起的口腔黏膜损害的发生率，且不影响疗效。④伴有肾损害的类风湿关节炎患者应用甲氨蝶呤治疗时，不良反应相对较多见。⑤本药可引起肺间质纤维化，老年患者尤应注意。⑥应定期监测血象和肝功能。

## 如何正确使用硫唑嘌呤？

硫唑嘌呤是一种经典的免疫调节药物，口服后有一半可经肠道吸收。多数学者认为：硫唑嘌呤主要作用于T淋巴细胞，并抑制单核细胞的产生及其功能，抑制迟发型超敏反应和免疫球蛋白G的合成，较大剂量还能抑制免疫球蛋白M的合成，使补体量升高，能减少类风湿因子的生成；也有抗炎作用，从而缓解类风湿关节炎的关节肿胀和疼痛。疗效与金制剂、环磷酰胺相似，可改善类风湿关节炎的病情。对防止发生骨侵蚀或促进骨侵蚀的愈合有治疗作用。常用于有全身表现，或有其他结缔组织病的类风湿关节炎患者。每次50mg，每日2次，一般3~6个月起效。停药后疾病常易复发，所以在症状好转后逐渐减量，以原剂量的1/2~1/3维持3~6个月或更长。

应用中常见的不良反应有恶心、呕吐，睡前或饭后服用可减少胃肠道反应；偶可发生胰腺炎和胆汁淤滞性肝炎，一般在服药数周内出现；另外还有发热、皮疹。极少数可出现与剂量有关的骨髓抑制，表现为白细胞减少、血小板减少，尤其是粒细胞缺乏，如出现白细胞减少，肝胆损害时应禁止使用。用药期间应定期检查血、尿常规及肝、肾功能。

硫唑嘌呤主要经肾脏排泄，可透过胎盘，有致畸胎的报道；对生殖系统也有抑制。另外，长期应用该药，有增加发生肿瘤机会的报道。近年来由于肯定了甲氨蝶呤、抗疟药及柳氮磺吡啶等对类风湿关节炎病情的缓解作用，以及相对较少的不良反应，硫唑嘌呤的应用已较前明显减少。

## 怎样正确应用环磷酰胺？

环磷酰胺口服易于吸收，因此，可以从口服和静脉注射2种方式给药。该药口服吸收后能迅速分布全身，在肝脏中浓度高，并能通过胎盘组织，可以改善类风湿关节炎的病情、防止骨侵蚀，对类风湿血管炎也有一定疗效。环磷酰胺对体液免疫反应的抑制作用比对细胞免疫的影响大，主要作用于B淋巴细胞而发挥免疫调节作用。常用口服剂量为每次50mg，每日2次，也可隔日服用200mg。静脉注射为每周2次，每次200mg加入10~20ml生理盐水中应用，症状好转后改为口服（一般从第6周开始症状好转）。维持量为原剂量的1/2~1/3，至少3~6个月或更长。

环磷酰胺的不良反应较大，常见的有恶心、呕吐、腹泻，一般较轻，以注射给药时比较常见，大多持续12小时左右即可消失；由于对毛囊损伤，会引起脱发，大多发生于用药3~4周后；在造血系统方面，可抑制骨髓，出现白细胞下降，尤其是粒细胞，血小板也可下降，当白细胞低于 $4 \times 10^9$/L时应停用；由于环磷酰胺的活性代谢产物主要由尿液排泄，故对膀胱黏膜有刺激作用，从而导致出血性膀胱炎，严重时可出现血尿；另外可有黄疸、凝血酶原减低、出血性溃疡性结肠炎、肾小管坏死等，还能引起月经不调、闭经、精子减少。此外，环磷酰胺偶尔可诱发膀胱癌，一般认为是由于该药活性代谢产物刺激膀胱上皮增生及化生所致，大多在环磷酰胺总量超过12g时发生，而与给药途径无关。

接受环磷酰胺治疗的患者，应定期检查血、尿常规，嘱患者多饮水，以促使环磷酰胺代谢产物及时排出体外，避免在膀胱内滞留时间过长。

孕妇及有白细胞、血小板偏低，肾病，肠道疾病，肝病等患者应禁忌使用。

由于环磷酰胺不良反应多而严重，并且会增加肿瘤的发生率，淋巴瘤、白血病、皮肤和膀胱肿瘤的发生率均较正常人群高，因此大多数临床医生不愿意用环磷酰胺治疗类风湿关节炎，但若患者合并血管炎，则可考虑应用。

## 如何正确应用苯丁酸氮芥？

苯丁酸氮芥是一种芳香族氮芥衍生物。该药自20世纪60年代以来用于治疗类风湿关节炎，治疗作用小于环磷酰胺。

苯丁酸氮芥易于在肠道吸收，一般每日2~4mg，用药2~3个月后起效，可明显缓解关节症状及体征。疗程不宜超过2年，因为长期用药，尤其总剂量超过2g时，可能会增加致癌机会。苯丁酸氮芥的其他不良反应有：白细胞和血小板减少、贫血、胃肠道反应、脱发、皮疹及感染，但在小剂量应用时，以上不良反应很少发生。

## 来氟米特是一种什么药？

来氟米特是美国食品药品管理局（FDA）于1998年批准上市的一种新的免疫调节药物，具有抗增殖活性，属于改变病情药。来氟米特是一种低分子量异噁唑类化合物，该化学结构与以往的免疫调节药物均不同。来氟米特属于前体药物，口服后在体内能迅速而完全地转化为活性代谢产物

A771726，通过抑制二氢乳清酸脱氢酶活性，从而影响活化淋巴细胞的嘧啶合成，通过减少嘧啶的生成而发挥作用。体内外试验表明，该药具有抗炎作用，体内活性主要通过其活性代谢产物而产生。国外临床试验已证实，该药治疗类风湿关节炎疗效明显，不良反应较少。用量：为最初3天每日50mg，1次服用，以后每日20mg，1次服用。

为了研究美国欣凯公司研制的来氟米特对我国类风湿关节炎患者的疗效和安全性，从1998年2月至1999年2月，在全国范围内组织了9家中心进行随机、对照、平行性的临床试验，包括双盲和单盲试验，对照药为甲氨蝶呤，疗程12周，部分病例累积用药24周。566名患者随机分配进入试验组和对照组，有504名患者完成试验，其中试验组291例，对照组213例。该试验证实：来氟米特可明显改善患者的临床症状和体征，其疗效与甲氨蝶呤相比无显著差别。来氟米特起效时间在3~6周，用药3个月达到稳定。国外研究并证实：来氟米特治疗1年，能有效地阻止疾病的进展，优于甲氨蝶呤。将来氟米特与甲氨蝶呤联合用药治疗难治性类风湿关节炎，治疗效果明显。

来氟米特的不良反应与剂量呈正相关，可有恶心、厌食、呕吐、口腔溃疡、腹泻、瘙痒、皮疹、脱发、血清氨基转移酶升高等。有严重肝肾功能不全、活动性胃肠道疾病、免疫缺陷等应慎用。孕妇及尚未采取可靠避孕措施的育龄妇女、哺乳期妇女、对该药过敏者禁用。儿童应用该药的疗效和安全性还没有详细研究，因此儿童不宜应用。

来氟米特用药前及用药后，应每月检查肝功能和血常规，检测时间间隔视患者具体情况而定。

## 艾拉莫德治疗效果如何？

艾拉莫德是一种甲磺酸盐，属甲磺酸苯胺族中的一员，是一种小分子改变病情抗风湿药。在培养的人滑膜细胞和急性单核细胞性白血病细胞中，艾拉莫德抑制了肿瘤坏死因子 α 诱导的白介素 –6（IL-6）、白介素 –8 的生成，并通过刺激成骨细胞分化和抑制破骨细胞生成，在骨代谢方面发挥骨合成的作用。在分子水平上，它抑制了核转录因子-KB（NF-KB）的活性来抑制单核细胞趋化蛋白1。通过直接作用于人B淋巴细胞，而不影响B淋巴细胞的增值，艾拉莫德也减少了免疫球蛋白（Ig）的生成。在临床试验中，与安慰剂相比，艾拉莫德显著减少了活动性类风湿关节炎患者的类风湿因子及免疫球蛋白G（IgG）、免疫球蛋白M（IgM）和免疫球蛋白A（IgA）的生成。因此认为艾拉莫德作用机制独特，是有临床效果的改变病情抗风湿药物。除了这些免疫调节和其他长效作用外，艾拉莫德还抑制了环氧合酶-2的活性，发挥了抑制疼痛和炎症的短期协同作用。最近研究显示，细胞外腺苷释放的增加和淋巴毒素，如氨和超氧化物生成的减少与甲氨蝶呤（MTX）的抗炎机制有关。因此，甲氨蝶呤与艾拉莫德联合治疗类风湿关节炎有协同作用。

艾拉莫德是由日本和中国研发的一种新型的改变病情抗风湿药。我国曾作过艾拉莫德治疗类风湿关节炎多中心、随机、双盲、安慰剂对照研究，所选患者年龄18~65岁，入组病例数共288例。多数患者经艾拉莫德治疗6周后开始起效，到12周时疗效明显，提示艾拉莫德起效时间在1~2个月左右，而且用药12周、18周和24周疗效观察显示治疗组的疗效随时间延长而逐渐增高。艾拉莫德对类风湿关节炎均有明显的治疗作用，每天服药50mg（2片）疗效明显优于25mg（1片），而且耐受性较好。

在试验中出现的主要不良反应，包括可逆性白细胞减少、肝转氨酶升高、上腹部不适、纳差、皮疹等。

艾拉莫德疗效确切，起效快，不良反应小，一次25mg（1片），一日2次，饭后服用。

## 沙利度胺有什么故事？

沙利度胺是一种合成谷氨酸衍生物。瑞士一家药厂（现药界巨头瑞士诺华的前身之一）于1954年合成了一种名为沙利度胺的药物。后来该药厂经初步实验表明，此药并无确切的临床疗效，便停止了对此药的研发。可联邦德国有家制药公司对该药颇感兴趣，研究人员发现沙利度胺具有一定的镇静安眠作用，而且对孕妇在怀孕早期的妊娠呕吐疗效极佳。此后又在老鼠、兔子和狗的身上做了实验，没有发现沙利度胺有明显的副作用（事后的研究显示，其实这些动物服药的时间并不是该药作用的敏感期）。该公司便于1956年将沙利度胺正式推向市场，起名"反应停"。此后不久，"反应停"便成了孕妇的理想选择，在欧洲、亚洲、澳大利亚和南美洲，经医生大量处方供孕妇治疗妊娠呕吐。经过若干年后，于20世纪60年代初，却发现在服用"反应停"的妇女中出现了大量的异常妊娠，"反应停"一共导致了大约12000名新生儿发生了海豹状畸胎：有的患儿没有手臂，手掌直接长在肩膀上；有的没有腿，臀部下面就是脚；或者头脑受损等等，索赔官司进行了几年，此事件成为震惊世界的大事，该药最终退出医药市场，停止使用。

1965年，一位以色列医生尝试把"反应停"当作安眠药治疗6名麻风性皮肤结节性红斑患者的长期失眠，结果意外发现"反应停"可以有效地减轻患者的皮肤症状。一石激起千层浪，随着科学的发展，科学家们发现沙利度胺具有强大的抗炎、免疫调节作用，能抑制单核细胞产生肿瘤坏死因子 $\alpha$（TNF-$\alpha$），以及抗新生血管等治疗作用，使人振奋，令人对该药刮目相看。该药重新受到重视，并已经应用于类风湿关节炎、强直性脊柱炎等风湿性疾病。

沙利度胺治疗类风湿关节炎，在睡前1次口服50mg，每周递增至总剂量每晚达到150mg~200mg。

沙利度胺可有口鼻黏膜干燥、头晕、倦怠、嗜睡、恶心、腹痛、便秘、面部水肿、面部红斑、过敏反应及多发性神经炎等副作用。

鉴于本药对生殖系统的不良反应，用药期间应严格采用有效避孕措施；本药导致的多发性神经炎尽管发生率低，一旦出现手足末端麻木和（或）感觉异常，应立即停药。

孕妇及哺乳期妇女禁用；儿童禁用；对沙利度胺过敏者禁用；驾驶员

和机器操纵者禁用。

## 环孢素有哪些不良反应？

环孢素是从土壤里的2种真菌代谢产物中获得的环形多肽，原用于抑制器官移植中的排异反应，1979年起用于治疗类风湿关节炎。到目前为止，已有不少研究肯定了环孢素对类风湿关节炎的治疗效果，临床观察证明：环孢素减缓骨质破坏的作用可能比其他免疫调节药物更为有效，或治疗作用相近。可明显缓解类风湿关节炎的关节肿痛及晨僵等症状，并可降低血沉、C反应蛋白及类风湿因子滴度。最近，不少学者将环孢素用于类风湿关节炎的联合治疗，并取得了较好的疗效，尤其是甲氨蝶呤治疗效果欠佳时，加用小剂量环孢素，往往可使病情得到控制。由于2种药物的作用机制及不良反应不同，临床上不良反应发生率并不会因合并用药而增加。

通常采取小剂量、长疗程给药。目前主张从低剂量开始，初始剂量为每日每千克体重1~2mg，最多不超过每日每千克体重3.5mg，并采用缓慢加量的原则。肾功能下降和血压升高是减小剂量，甚至停止用药的指征；如服药6个月，或以最大耐受量维持3个月以上，临床症状无好转时，就应停药。

环孢素的不良反应主要是肾损害、胃肠反应、高血压、肝损害及风疹等。在小剂量应用时，不良反应可明显减少。

凡高龄、肥胖、白细胞低、血小板低、有肿瘤病史、现在合并肿瘤或癌前病变、合并免疫缺陷性疾病，肝、肾、心及肺等各脏器功能不全，控制不理想的高血压患者，不宜选用环孢素治疗。环孢素能通过胎盘，因此妊娠患者也不适用。

由于环孢素有诸多不良反应，主要用于肾功能较好、重症进行性的类风湿关节炎患者。另外，我国的患者耐受性一般不如西方国家的患者，易出现不良反应，加上药价昂贵，更不宜作为常规用药。

# 糖皮质激素是治疗类风湿关节炎的"王牌"吗？

肾上腺皮质激素主要是指糖皮质激素（简称激素）、盐皮质激素及性激素，它们在化学结构上基本类似。20世纪40年代，美国亨奇医生采用激素中的糖皮质激素治疗类风湿关节炎，取得了奇迹般的效果——关节肿痛患者在短期内产生疗效。从此，激素声誉大振，显赫一时，在人们心目中成了治疗类风湿关节炎的"王牌"。

激素果真有这么大的神通吗？30余年的实践证明，它并不像人们最初期望的那样，虽然有效，但并不能持久，激素并不能阻断类风湿关节炎的病程进展和关节破坏，长期应用易形成依赖性，并产生各种不良反应，如食欲亢进，体重增加，面部及颈背部皮下脂肪增厚，呈满月脸和水牛背，并有多毛、痤疮、瘀斑、胃及十二指肠溃疡、胃肠出血、继发感染、高血压、糖尿病、肌肉无力、骨质疏松、无菌性骨坏死等。大剂量使用还可以诱发精神症状，如兴奋、多语、躁狂等。这些滥用激素导致的医源性疾病，甚至比类风湿关节炎本身更严重，可以成为致残或致死的原因。

对233例住院患者所做的统计表明，曾用或正在应用激素者183人，应用最短的2日，最长的20年，22%的患者应用1年以上。长期应用激素，常使患者欲罢不能，稍一减量，关节肿痛明显加重，出现激素的反跳现象。有的患者稍不小心，就发生多处骨折，更有甚者，擦背揩身也会造成腰椎压缩性骨折，以致造成轻度瘫痪。这说明激素并不是治疗类风湿关节炎的灵丹妙药，对它也应有个正确的评价。但这并不是说类风湿关节炎患者不能用激素治疗，关键问题在于合理应用激素，使它既能起到治疗作用，又不会严重影响人体的健康。

综合近年的研究，认为小剂量（每日≤7.5mg）泼尼松可缓解类风湿关节炎患者的关节症状，并有一定减缓关节的侵蚀性改变的作用。疗程可长至2年。但若有可能，应尽早将激素减量至最小，甚至每日低至2.5mg。

## 哪些类风湿关节炎患者可用糖皮质激素？

糖皮质激素包括泼尼松、氢化可的松、曲安西龙（去炎松）、地塞米松、倍他米松等，有抗炎和抗免疫作用，这是肯定的。在一般剂量下，激素主要通过抑制前列腺素的合成而达到抗炎作用。它能降低毛细血管的通透性，抑制炎性浸润和渗出，并能使细胞间质的水肿消退，缓解关节肿痛。在慢性炎症和急性炎症的后期，激素可抑制成纤维细胞的增生和肉芽组织的形成，从而减轻炎症引起的瘢痕和粘连；只有大量应用时，才会产生抗免疫作用。

激素对于控制活动期类风湿关节炎的炎症还是很有帮助的。一般认为，当类风湿关节炎患者具有下列情况时，可以应用激素治疗，并能发挥激素治疗的最大优势。

（1）有严重的关节外表现，如有血管炎、心肌炎、心包积液、间质性肺炎、中枢神经及眼部病变、费尔蒂综合征等。

（2）用其他药物治疗无效，病情严重或比较严重时。

（3）作为过渡治疗，即在其他慢作用药物还没显效时使用，在等待二线药物如金制剂、氯喹、羟氯喹、青霉胺、甲氨蝶呤等起效时加用激素，而当这些药物起效时，即减少激素的剂量，并逐渐停用。

## 怎样合理应用糖皮质激素？

在激素的应用中，若正确选择适应证及用法得当，则可有效地减轻炎症，缓解病情；否则，可引起明显的不良反应，甚至延误病情。激素在治疗类风湿关节炎中，可谓是一把"双刃剑"。

在治疗类风湿关节炎中，患者的选择、激素的剂量及用法，这"三驾马车"无疑是治疗成功与否的关键。类风湿关节炎患者使用激素的剂量应因人而异，男性患者需要量较女性大。一般认为，根据病情需要，确实需用大剂量激素时，应毫不迟疑地使用；病情不需要大量激素时，坚决用小量；能短期使用者，决不长期应用；的确需要长期使用者，开始时可用较大剂量，以后根据病情逐渐减至维持量，病情活动时每日3次服用，病情稳定后宜过渡至每日1次服用，再以后过渡至隔日服用；需长期使用激素者，应注意是否应与其他药物合并使用，以尽量减少使用量。

当然，对于类风湿关节炎应用激素治疗，一般主张从最小剂量开始，根据患者用药后症状减轻的情况，再进一步估计需要量。适当的剂量是指：给予最小剂量的药，使症状减轻到患者能够忍受的程度。比如，用泼尼松，一般为7.5mg，早晨1次服用（分至其他时间服药，会抑制体内促肾上腺皮质激素的分泌）。将2日的剂量合并在1日的隔日服药法，对症状的控制虽不及每日1次服药为佳，但对下丘脑–垂体–肾上腺轴的抑制较少，并可明显减少不良反应的发生。有严重关节外表现的患者，需用较大剂量的激素，疗程应尽量短。疗程短的患者，需要减量或停用激素时，一般比较容易；而长期应用激素的患者，由于下丘脑–垂体–肾上腺轴受到深度抑制，腺体有不同程度的萎缩，所以在减量或停用激素时，不宜草率行事，应加用其他药物缓慢进行。当然，这些原则都应当由专科医生掌握。

目前认为：小剂量激素是指以泼尼松为例，每日应用量不超过7.5mg。小剂量激素即使可以减少不良反应，但仍可能发生白内障、青光眼、糖尿病、痤疮、多毛、紫癜、皮肤萎缩、骨脱钙。长期使用小剂量激素，应予补充钙和维生素D等。有些患者喜欢用地塞米松，其实地塞米松并不比泼尼松特别优越，而且似乎更易发生骨缺血性坏死，故不宜广泛采用。

## 局部注射糖皮质激素应注意哪些问题？

对于类风湿关节炎患者中滑膜炎症较重、受累关节少、全身治疗有禁忌者，可进行关节腔内注射糖皮质激素，以缓解受累关节的疼痛、肿胀，抑制滑膜炎症，改善关节功能，但这种关节内注射不能改变病情进展。关节腔内注射的效果因人和关节部位不同而异，大多数患者的滑膜炎都能得到控制。

局部注射治疗类风湿关节炎有着不少优点：局部用药的全身反应小，对全身用药有禁忌的患者仍可应用；局部区域的糖皮质激素浓度较高，注射部位可出现较强的抗炎、止痛、消肿效果；若剂量合适，不会引起骨质疏松等不良反应，停药后也不会产生明显的反跳；在注射之前，可抽取关节液进行滑液检查，同时也可减轻关节内的压力，使关节症状得到减轻，可谓一举两得。

局部注射也有不少需要注意的地方：虽属局部注射，似乎无关"大局"，但注入的药物同样可吸收入血，若注射过多，同样会发生全身不良反应；对于同时患有急性消化性溃疡、精神病、已接受抗凝药物治疗的患者，禁止使用局部注射，因为激素可能会加重溃疡，诱发精神症状和导致出血。另外，重度糖尿病和高龄患者也应慎用；关节腔注射次数过多，过量的激素会造成软骨基质蛋白的分解增强、合成减少，导致软骨营养障碍，而且频繁穿刺、操作不当，穿刺针本身也可导致软骨损伤；药物的类固醇结晶沉积于关节腔内，可引起不良刺激；病变关节附近或全身有感染时，关节腔注射是绝对禁止的，否则会诱发关节腔内感染；同样，消毒不严密，会造成关节腔感染，出现关节局部红肿热痛、活动受限，最终引起关节脱位或半脱位，以致雪上加霜。

最常用的激素是曲安奈德，注射剂量需根据关节大小而调整，一般为10~30mg（每毫升含10mg）。混合利多卡因不仅是为了减少药物刺激和取得迅速止痛效果，而且有一定扩张血管、改善循环作用，同时可以稀释曲安奈德浓度，减少注射反应。比较新的药物还有复方倍他米松、地塞米松棕榈酸酯质体缓释剂等可供选用。

目前，大多主张每年每个关节腔注射不超过4次，2次关节腔注射间隔越长越好，一般至少4周，膝关节等负重关节，以8~12周为宜。注射后患者应轻轻揉搓并活动关节，以利于药物扩散。膝关节腔注射后患者应卧床数小时，然后可挂杖下地，2~4周内不做负重活动。

## 什么是生物制剂？

经大量研究证实，当机体存在炎症、感染和创伤时，体内的巨细胞和活化的淋巴细胞可产生大量肿瘤坏死因子α（TNF-α），进而导致白介素（IL）-1和IL-6等一系列炎性细胞因子表达增多。后者可进一步促进骨吸收和蛋白聚糖降解。

类风湿关节炎是一种慢性、进行性的炎性疾病。在疾病的发生、发展过程中，上述炎性细胞因子的大量产生和调节失衡，是导致体内炎症、软骨破坏和骨侵蚀的极其重要的原因。

在众多的促炎细胞因子中，肿瘤坏死因子α（TNF-α）被普遍认为是类风湿关节炎和强直性脊柱炎发病机制中的"主要调节因子"。在病情持续发展、局部炎症反应和关节损伤的全过程中均起着重要的作用。其主要的病理作用包括诱导其他炎性细胞因子的释放，导致关节炎症和软骨破坏等。

基于上述理论，科学家们提出了大胆设想：若能利用特异性的细胞因子拮抗剂，来对抗这些过度生成的细胞因子，也许能够更好地控制和缓解患者的病情；同时，单克隆技术、重组DNA技术的发展和成熟，使得以免疫反应过程某一成分为靶目标的治疗成为可能。于是，一种全新的治疗策略——生物制剂疗法应运而生。

生物制剂是一类具有明确靶向性的药物。近年来，以肿瘤坏死因子α（TNF-α）拮抗剂为代表的生物制剂的应用，使类风湿关节炎等风湿性疾病的治疗取得了突破性进展。这类生物改变病情抗风湿药物，与传统的非生物改变病情抗风湿药物相比，最大亮点是它们不仅能更有效地缓解病情，而且还能够阻断疾病对关节的破坏，甚至可能修复受损的关节结构。于是乎，这类药物一路高歌猛进，自上市10余年来，全球已有千百万患者接受治疗。

目前，已获美国食品药品管理局（FDA）批准用于类风湿关节炎、强直性脊柱炎和银屑病关节炎治疗的TNF-α拮抗剂有3种：可溶性TNF-α受体融合蛋白依那西普、英夫利西单抗和阿达木单抗。

目前，正在临床应用和预备进入临床试验治疗风湿性疾病的生物制剂包括以下3类：①针对促炎性细胞因子类：如肿瘤坏死因子抑制剂、白介素-1受体拮抗剂、白介素-6单克隆抗体；②针对B细胞的特异性抑制剂，如抗CD20单克隆抗体（利妥昔）、抗CD40配体单克隆抗体、B淋巴细胞刺激因子家族的单克隆抗体；③抗T细胞特异性抑制剂，如细胞毒淋巴细胞抗原4-免疫球蛋白融合蛋白。

在我国已经上市应用的肿瘤坏死因子抑制剂，包括2种产品：依那西普和英夫利西。它们在美国和欧洲已批准的适应证包括类风湿关节炎、强直性脊柱炎、银屑病关节炎、溃疡性结肠炎、克罗恩病、幼年特发性关节炎等。

不推荐联合应用生物制剂，因为临床数据显示生物制剂联合治疗并不能使疗效进一步提高，而不良事件发生率却明显增加。

## 生物制剂有哪些？

多年以来，对于类风湿关节炎的治疗，均用非甾体抗炎药、改变病情抗风湿药物以及免疫调节药物以控制疾病的发展。经过大量研究，尽管药物的合理应用已使类风湿关节炎的预后大为改善，但是这些治疗，并非针对类风湿关节炎的发病及免疫损伤的起始环节，而只是用非甾体抗炎药及改变病情抗风湿药物抑制免疫反应引起的继发性病变，或用免疫调节药物普遍抑制免疫细胞的功能。因此，这些治疗类风湿关节炎的方法，不能在发病的最早期抑制类风湿关节炎的发生及病变进展。

随着免疫学和分子生物学逐渐渗透到自身免疫研究领域，对类风湿关节炎的病因和发病机制已有较深入的认识，针对发病机制中的一些重要环节，应用生物制剂治疗已成为当前热门课题之一。

生物制剂治疗类风湿关节炎的方法甚多，如已有治疗类风湿关节炎的抗细胞黏附蛋白单克隆抗体、γ-干扰素，还有细胞因子、基因治疗等。目前应用于临床的主要有：

（1）抗T淋巴细胞治疗：T淋巴细胞接种，由于引起类风湿关节炎的抗原不明，无法得到抗原特异性的T细胞克隆作为疫苗。用T细胞受体多肽做疫苗较T细胞做疫苗有明显优越性，易于标准化及大规模生产。特异性的T细胞疫苗可能成为类风湿关节炎免疫治疗的一个方向。

（2）抗细胞因子治疗：主要是针对肿瘤坏死因子（TNF）、白介素-1（IL-1）及粒细胞巨噬细胞集落刺激因子（GM-CSF），现有部分已应用于临床。

（3）细胞因子：γ-干扰素（IFN-γ）用于治疗类风湿关节炎患者已超过10年，国内外均有报道，但治疗结果报道不一，还需进一步观察研究。其主要功能在于免疫调节。

（4）基因疗法：这种疗法对类风湿关节炎还只是一种设想，目的不在于修复缺陷的基因，而是引入对类风湿关节炎具有治疗作用的蛋白质高效表达基因，以供长期治疗的需要。治疗基因的选择、基因的载体都在研究之中，还没进入人类试验，因此距离临床实际应用还有一段很长的距离。

## 对依那西普应有哪些认识？

20世纪90年代初，肿瘤坏死因子α拮抗剂首次应用于类风湿关节炎的治疗，此后，大量种类各异的生物制剂先后获得FDA批准。历经十几年的探索之路和临床大量病例的观察，生物制剂在风湿病治疗中的地位和作用得到了普遍的认可，并在临床中得到了越来越广泛的使用。

依那西普是第一种被美国食品药品管理局（FDA）批准用于类风湿关节炎治疗的肿瘤坏死因子α（TNF-α）抑制剂。它是由人类TNF受体P75链的可溶部分和人类IgG1的Fc段组成的融合蛋白。其中受体部分与细胞外的TNF-α结合，与之有效中和，而Fc段部分延长了它在循环中的半衰期。

重组人Ⅱ型肿瘤坏死因子受体-抗体融合蛋白（益赛普），是一种运用基因工程技术研制出来的蛋白质药物，系我国生产的依那西普同类药物，能选择性地抑制体内的重要炎性物质——肿瘤坏死因子（TNF）。依那西普与人体内自然产生的TNF受体（一种蛋白质）相似。依那西普会与TNF结合在一起，继而阻断TNF引起的一系列炎症反应，从而明显改善临床症状。

其实，肿瘤坏死因子拮抗剂的发展经历了一个从鼠源向人源化发展的过程。人体容易对异体蛋白产生抗体，第一代鼠源性、第二代人-鼠嵌合型、第三代人源化则均含有或多或少的异体蛋白。而依那西普因为是全人成分的肿瘤坏死因子拮抗剂，进入人体后不容易诱导人体产生抗体，因而安全性好，不良反应少，长期用药疗效平稳，无须通过增加剂量而维持疗效。

经过医学研究和大量临床观察证实，类风湿关节炎患者应用依那西普后，最快可以在2周内起效，一般在4~8周后，70%患者可获得满意的疗效：①明显地减轻关节疼痛、肿胀；②显著缩短晨僵时间；③明显地降低血沉、C反应蛋白；④长期使用可以抑制骨质破坏。国外一项为期3年的临床试验，通过观察638例患早期类风湿关节炎的患者受累关节X线检查结果，有61%的患者关节损坏情况得到抑制。

依那西普可以单独使用，也可与甲氨蝶呤等联合使用。依那西普可以使类风湿关节炎患者减少或停用糖皮质激素及非生物改变病情抗风湿药物。

国内外使用依那西普同类药物的时间已超过10年，经全球每年超过200万患者应用，结果证实了无论短期、长期和间断使用都是比较安全的。据统计，约16%的患者可能在注射部位出现一些轻微反应，包括发红、出疹、肿胀和瘙痒等。大部分3~5天内消退。一般反应较轻，不需特殊处理。有些较严重的注射部位反应，则可以局部外用激素类软膏，或服用抗过敏药物。

部分患者可能会出现上呼吸道感染（如鼻窦炎）的症状，一般程度较轻，用抗感冒药物对症处理即可；若有发热等症状，则请有关医生处理；部分患者可出现头痛，一般不严重，无须处理，若出现较重的头痛，则应及时找有关医生。

患感染性疾病，如急性严重的细菌性感染或正在使用抗生素的感染、上呼吸道感染伴有发热、在开始抗结核治疗之前的潜在性结核感染或活动性结核在完成标准抗结核治疗之前、危及生命的活动性真菌感染、活动性带状疱疹病毒感染、中度至重度心力衰竭、急性乙型或丙型肝炎病毒感染、多发性硬化或其他脱髓鞘疾病等禁止使用。

成人使用依那西普每次25mg，每周2次皮下注射，儿童每千克体重0.4mg，每周2次。可选择上臂外侧、大腿前侧或腹部作为注射部位。每次注射，确定新的注射部位须离原注射处至少3cm以上。不可以注射于皮肤过敏、受伤、发红或僵硬部位。本品需2~8℃处避光保存。

## 对英夫利西单抗应有哪些认识？

英夫利西单抗（Infliximab，类克），是第二种被FDA批准用于治疗类风湿关节炎的TNF抑制剂，同时是第一种获得美国食品药品管理局（FDA）和欧盟药审局（EMEA）认可的，用于治疗类风湿关节炎、强直性脊柱炎、克罗恩病、银屑病、银屑病关节炎和溃疡性结肠炎的生物制剂。

类克是肿瘤坏死因子α抑制剂，专门封阻肿瘤坏死因子α。类克进入血液后，通过与患者体内分泌过多的肿瘤坏死因子α紧密结合，有效抑制关节炎症，缓解关节疼痛、肿胀，缩短晨僵时间，同时能有效预防关节骨质破坏，防止残疾，显著改善关节功能。

类克起效快，很多患者在初次治疗后2周内见效。国外研究中，平均使用类克1年左右，51%的患者可以停用类克，17%的患者可以停用所有抗类风湿关节炎药物，并使病情保持在缓解状态3年。

依那西普所不能应用的疾病同样列为类克使用的禁忌证。

类克总体不良反应较少，是比较安全的。据国外文献，来自2801名接受类克治疗的患者中，主要不良事件有输液反应：荨麻疹、气促、呼吸困难，以及高血压或低血压，如发生此类反应，即减低输液速率或停止输液，并立即告知医生；感染的机会可能提高，发生上、下呼吸道感染（包括肺炎）、鼻窦炎、胸膜炎；恶心、腹泻、腹痛、消化不良、呕吐、便秘、肌肉痛、关节痛等。

在使用类克的同时，以及在停止治疗后6个月期间，应该使用有效的避孕药。已经怀孕或正在哺乳，则勿使用类克。在接受类克治疗时不宜接受活性疫苗注射。

类克为白色固体，溶解后为无色至淡黄色液体，泛乳白色光，无异物。首次给予本品每千克体重3mg，在首次给药后的第2周和第6周，以后每隔8周给予1次相同剂量。本品应与甲氨蝶呤合用。对于疗效不佳者，可考虑将剂量调至每千克体重10mg，和（或）将用药间隔调整为4周。

类克每瓶含英夫利西单抗100mg，为静脉应用，输液时间不得少于2小时。本品不应与其他药物同时进行输注，2~8℃避光保存。

## 应用阿达木单抗有何疗效？

阿达木单抗是美国食品药品管理局（FDA）批准的用于治疗类风湿关节炎的第三种直接拮抗肿瘤坏死因子（TNF）的生物制剂。阿达木单抗是全人源的直接抑制TNF的单克隆抗体。阿达木单抗可以与肿瘤坏死因子特异性结合，通过阻断TNF与PSS和P75细胞表面TNF受体的相互作用，从而消除其生物学功能。

类风湿关节炎患者接受本品治疗后，与其线水平相比较，C反应蛋白、红细胞沉降率和血清细胞因子（IL-6）水平快速下降。导致组织重塑并使软骨破坏的基质金属蛋白酶的血清水平也会下降。接受本品治疗的患者，通常会改善慢性炎症的血液学指标。

类风湿关节炎患者用量为阿达木单抗40mg，每2周皮下注射1次。阿达木单抗与MTX（甲氨蝶呤）联用可能减慢药物清除率，从而延长治疗的持续时间。和依那西普及英夫利西单抗一样，阿达木单抗与MTX联用效果明显。

阿达木单抗使用的禁忌证同依那西普和英夫利西单抗。

用阿达木单抗对6593名患者进行了长达60个月的对照和开放研究发现，接受本品治疗的患者感染率为1.58/（人·年），而接受安慰剂和活性对照药物治疗的患者为1.42/（人·年）。感染主要是鼻咽部炎症、上呼吸道感染、鼻窦炎。绝大多数患者在痊愈后继续应用本品。在接受本品治疗患者中，严重感染的发生率为0.04/（人·年），在使用安慰剂和活动性对照药物的患者中，该比率为0.03/（人·年）。

在重要对照研究中，接受本品治疗的患者有15%出现注射部位反应［红肿和（或）瘙痒，出血，疼痛或肿胀］，而接受安慰剂或活性对照物的患者，上述仅占9%。一般而言，无须因注射部位反应而中止用药。

储存在冰箱内（2~8℃）。

## 应用TNF抑制剂安全吗？

用肿瘤坏死因子（TNF）抑制剂治疗，能更好地减轻类风湿关节炎的症状和体征，阻止关节结构的破坏，改善患者的关节功能。尽管如此，它们的治疗地位仍存在争论：如传统的治疗特别是联合治疗能够有效治疗大部分患者；缺乏10年以上长期安全性数据；治疗费用高昂。

到目前为止，究竟哪种TNF拮抗剂的疗效最明显仍然难以回答。但在应用中确实显示有些患者对某种TNF抑制剂的反应可能比其他的好。选择何种药物治疗哪个患者是很困难的，而且常受到许多因素的影响，包括患者愿意选择注射还是输液，单药治疗还是联合用药等。

抗TNF治疗虽然有效，但是效果并不持久，停止治疗后疾病会复发。细胞因子这个"变阻器"并没有消失，那些至今尚不了解的启动炎症和增殖过程的因素仍然在起作用，TNF抑制剂并不适合每一位患者，而且还有一些安全性方面的问题需注意。

TNF抑制剂在20世纪90年代末期开始使用时，人们很关心阻断TNF可能损伤宿主防御系统的问题。临床上使用TNF抑制剂的大部分患者未发生严重的细菌感染。很难预测什么样的患者会发生感染。因此，需要警惕和认识到在治疗开始和治疗中，感染都可能发生。对于那些伴有感染的患者，如出现皮肤溃疡、肺炎或患有其他可能增加感染风险或降低免疫监视功能疾病的患者，TNF抑制剂需慎用。

鉴于TNF抑制剂有可能引起结核复发，所以在TNF抑制剂治疗前，应先做筛查。

类风湿关节炎患者患淋巴增生性疾病的风险增加。每种TNF抑制剂使用中都有发生淋巴瘤的报道，但是目前还不清楚这是与药物还是与疾病本身有关。

TNF抑制剂治疗的患者可发生多发性硬化、视神经炎和脱髓鞘疾病。TNF抑制剂禁用于有脱髓鞘疾病病史或出现特殊神经系统疾患表现的患者。

对于有充血性心力衰竭病史的患者，由于TNF抑制剂可能使心功能恶化，故应慎用。

尽管有以上一些问题，TNF抑制剂正逐渐成为类风湿关节炎治疗中更早期的选择。

## 托珠单抗有何特点？

托珠单抗是抗白介素-6（IL-6）受体的重组人源化IgG1亚组单克隆抗体，托珠单抗通过抑制剂白介素-6与跨膜和可溶性白介素-6受体结合，阻断白介素-6介导的信号转导，从而有效改善类风湿关节炎和关节破坏。

当前类风湿关节炎的治疗目标是使患者尽早达到疾病的临床缓解或低疾病活动度，生物制剂的应用无疑大大提高了类风湿关节炎治疗的达标率。肿瘤坏死因子α（TNF-α）拮抗剂是目前应用最为广泛的治疗类风湿关节炎的生物制剂，其中依那西普、英夫利西单抗和阿达木单抗已在中国临床上得到广泛应用。但类风湿关节炎的发病机制复杂，临床上仍有部分患者即使应用肿瘤坏死因子α拮抗剂，仍达不到临床缓解或低疾病活动度。

白介素-6是一种多效性细胞因子，在很多自身免疫病的炎症反应和免疫应答中有重要作用。白介素–6依赖与其可溶性白介素–6受体α或膜型受体结合，并通过gp130完成细胞内信号转导以发挥其一系列生物学活性。研究显示，类风湿关节炎患者血清和滑膜液中的白介素–6水平升高，且其浓度与类风湿关节炎的疾病活动度及影像学的关节破坏程度呈正相关，提示阻断白介素–6信号传导通路是治疗类风湿关节炎的有效方法之一。

托珠单抗可应用于：①早期并伴有预后不良因素的高疾病活动度类风湿关节炎患者。早期类风湿关节炎指病程<6个月；类风湿关节炎的预后不良因素指功能受限、已有关节骨侵蚀改变、抗环瓜氨酸肽抗体（抗CCP抗体）阳性或类风湿因子（RF）阳性、有关节外表现。②经改变病情抗风湿药物单药或联合治疗3个月以上，病情仍为中或高疾病活动度或病情加重者。③经肿瘤坏死因子α拮抗剂治疗3个月以上，病情仍为中或高度活动或病情加重者。④不能耐受甲氨蝶呤或其他改变病情抗风湿药物者，可单独使用托珠单抗。

托珠单抗的成人推荐剂量是每千克体重8mg，每4周静脉滴注1次，可与甲氨蝶呤或其他改变病情抗风湿药物联用。出现肝酶异常、中性粒细胞计数降低、血小板计数降低时，可将托珠单抗的剂量减至每千克体重4mg。对于体重大于100kg的患者，每次滴注剂量不得超过800mg。需将托珠单抗用0.9%的无菌生理盐水稀释至100ml，静脉滴注时间在1小时以上。

常见不良反应包括：感染（上呼吸道感染等），输液反应（头痛、皮疹、荨麻疹），肝酶升高等。

托珠单抗注射液每瓶80mg，需在2~8℃避光保存。

## 胸腺肽有哪些作用？

胸腺肽是从小牛或猪等动物胸腺中提取的一组多肽混合物，包括胸腺素、胸腺生成素、胸腺刺激素、胸腺体液因子和血清胸腺因子等5类。

胸腺肽为一类能促进T细胞分化和成熟的多肽物质，主要作用是促进体内免疫活性淋巴细胞的成熟与转化，因而具有增强细胞免疫功能及调节机体免疫平衡的作用。研究证实：胸腺切除可能因胸腺素失调诱导某些自身免疫病，如类风湿关节炎、系统性红斑狼疮、多肌炎等发生。

胸腺肽已被用于多种自身免疫病、肿瘤、病毒感染等，如类风湿关节炎、系统性红斑狼疮等，但效果并不十分肯定。也有不少临床观察发现，经胸腺肽治疗后，类风湿关节炎的关节肿痛和晨僵好转、血沉和C反应蛋白下降。剂量为5~10mg，肌内注射，隔日1次，少数患者用药1个月后见效，多数患者需治疗3~4个月才见效，显效后维持每1~2周注射1次，连用6个月~2年以上。

胸腺肽的不良反应较少，但可有发热、荨麻疹、头晕及注射局部皮肤反应等，一般停药后症状消失。

## 转移因子有何特点？

转移因子是从动物白细胞、脾脏等中提取的小分子多肽，能把供体的某些免疫力转移给无此免疫力的受体，从而触发和提高受体有关细胞免疫功能，增强机体对某些疾病的抵抗力。因而能用来辅助治疗类风湿关节炎，对免疫指标低的患者效果较好，对免疫指标高的病人，用药后有关节肿痛反而加重的现象。

转移因子一般注射于淋巴回流比较丰富的上臂内侧，或腹股沟下端的皮下，易于起作用；肌内注射也可。每周1~2次，每次1~2U，出现效果后，改为1~2周1次，可连续应用6个月~2年以上。除注射部位有酸胀痛感外，少数病例可出现短暂发热反应，个别病例有轻度风疹样皮疹、皮肤瘙痒等现象。转移因子对不满1个月的婴儿不起作用。本品注射液应贮存在–20℃冰箱内，冻干粉应放在10℃以下保存。

## 抗生素治疗类风湿关节炎有何作用？

由于类风湿关节炎的发病可能与某些细菌及支原体有关，因此，不少学者曾试用抗生素治疗该病，并取得了一定效果。

（1）米诺环素：即盐酸二甲胺四环素，又称美满霉素。在四环素类中，米诺环素的抗菌作用最强，抗菌谱与四环素相近。

经研究发现：米诺环素可抑制基质金属蛋白酶的生物合成及其活性，体外试验证明：米诺环素可抑制滑膜T细胞增殖、中性粒细胞的功能及细胞因子产生。由于能抑制磷脂酶$A_2$而降低白三烯及前列腺素水平，因此可缓解类风湿关节炎滑膜的炎症反应，在治疗中发挥作用。

米诺环素在治疗类风湿关节炎中，能使关节肿痛减轻、晨僵改善、C反应蛋白降低，有效率为25%~60%。但由于缺乏长期随访研究，米诺环素可否减缓关节破坏还不清楚。

米诺环素的不良反应较少，个别患者可出现头晕和肝酶升高，停药后能很快减轻。

（2）多西环素：即盐酸强力霉素，或称去氧土霉素。口服吸收较好，抗菌谱与四环素相同，但作用较强。

经研究发现：多西环素可抑制软骨基质降解、刺激软骨生长及抑制软骨细胞终末期分化，还能通过多种机制干扰与抑制类风湿关节炎滑膜的炎症过程。

（3）利福平：是一种高效"超广谱"抗生素。由于类风湿关节炎的可能病因中包括结核分枝杆菌或流感杆菌感染等，有学者曾试用利福平治疗类风湿关节炎，并发现有30%~52%的患者病情得到改善，目前仍处于进一步的研究中。

## 还有哪些西药能治类风湿关节炎？

除以上介绍的各种治疗类风湿关节炎药物外，目前还有以下一些西药用于类风湿关节炎的治疗。

（1）降钙素：经研究发现：降钙素可抑制类风湿关节炎患者的单个核细胞产生免疫球蛋白、类风湿因子及白介素–1，提示降钙素可能对类风湿关节炎的异常 B 细胞及 T 细胞免疫反应有抑制作用。据临床观察：降钙素可明显改善类风湿关节炎患者的关节肿痛及晨僵等，并能使血沉减慢、类风湿因子及 C 反应蛋白降低。

（2）维 A 酸：为维生素 A 类似物，具有多种生物功能。经研究发现：维 A 酸可抑制类风湿关节炎滑膜细胞产生金属蛋白酶，从而减少或阻止胶原的降解，保护滑膜及软骨。

临床研究证明：芳香维 A 酸对类风湿关节炎的肿痛有效。

（3）脂肪酸：大量试验发现：给类风湿关节炎患者服用富含 $\omega$-3 脂肪酸的鱼油，可使患者的关节疼痛、肿胀、晨僵、握力以及全身症状改善，有效率达 32% ~59%。

（4）基质金属蛋白酶抑制剂：目前在尝试中的基质金属蛋白酶抑制剂，主要通过抑制基质金属蛋白酶合成、活化及其生物活性发挥作用。

基质金属蛋白酶生物合成抑制剂，包括 TGF-β（β型转化生长因子）、维 A 酸类及糖皮质激素。四环素及米诺四环素等可能有抑制基质金属蛋白酶活性的作用，但还无肯定的结论。

## 怎样进行免疫净化与重建？

众所周知，类风湿关节炎患者血清中，含有多种自身抗体及可溶性免疫和致炎因子，这些免疫及炎性介质在类风湿关节炎的发生及演变中发挥了关键的作用。因此，清除这些因子可以阻止和减缓类风湿关节炎的病理损伤，缓解病情，或为药物治疗创造有利条件。由于类风湿关节炎的发生与机体免疫力功能紊乱有关，重建类风湿关节炎的免疫功能，可能会缓解甚至逆转病情。

1. 免疫净化治疗

这类治疗是通过去除血液中的异常免疫物质和炎症因子或有形成分，达到延缓炎症及病变进程，甚至激发正常免疫功能的目的。

（1）血浆置换：是将患者的外周血引入血浆置换装置，再将其有形成分和血浆分离，然后去除血浆，补充一定量的白蛋白、新鲜血浆或胶体成分，由此清除血浆中的异常抗体、免疫复合物及炎症因子等。

临床上一般采用每天交换1000~1500ml血浆，连续3~5天或每周1次，连续4~6周，多数患者的临床症状会好转，血沉、免疫球蛋白、免疫复合物及血黏稠度将得以改善。与单纯药物治疗相比，血浆置换可使类风湿关节炎患者的血红蛋白明显升高。

血浆置换适用于难治性及重症类风湿关节炎患者，尤其对多种慢作用药无明显效果者。

（2）免疫吸附：与血浆置换相比，免疫吸附对清除自身抗体及免疫复合物的针对性更强，而且对血浆中的其他成分影响较少。目前常选用的吸附材料包括葡萄球菌蛋白A、醋酸纤维素、免疫球蛋白及醇酯糖等。异常免疫因子吸附：葡萄球菌蛋白A可选择性结合血浆中的免疫球蛋白G、免疫球蛋白M和免疫复合物，对类风湿关节炎有肯定的治疗效果。

（3）细胞吸附治疗：粒细胞及单个核细胞在类风湿关节炎滑膜病变及免疫损伤中通过释放蛋白酶、氧自由基及细胞因子等发挥作用。选择性清除这些致炎细胞，有可能使活动性类风湿关节炎的病情得到缓解。

（4）淋巴结区放射治疗：在20世纪80年代中期，有学者对难治性类风湿关节炎采用全身淋巴结放射治疗，大多数患者在放疗后病情得到改善，但血清中自身抗体及免疫复合物的含量无变化；有些患者因此继发了细菌或病毒感染，或因放射治疗出现肺间质纤维化及进展很快的口眼干燥等。由于具有这些明显的不良反应及并发症，因此目前全身性淋巴结放疗已很少用于类风湿关节炎。

（5）关节内放射性核素辐射：多年来，围绕关节内放射性核素辐射治疗类风湿关节炎进行了大量研究，结果大多令人失望。目前，仍在继续研究之中。

2.免疫重建

以T细胞和B细胞亚群功能异常为特征的自身免疫功能紊乱，是类风湿关节炎关节疾病发生及演变的关键因素。对常规治疗无效的难治性类风湿关节炎患者,重建其免疫功能已成为一种引人注目的治疗方法,其中以自体干细胞移植最有前景。

自体外周血干细胞移植是通过将患者异常的免疫细胞清除处理后,再植入患者自体外周血干细胞,而重建造血及免疫功能的方法。在类风湿关节炎患者治疗中,其主要问题是治疗风险及昂贵的医疗费用。

## 蛇为什么能用来治疗类风湿关节炎?

世界上的蛇,多达3000余种。我国蛇类目前已知有170多种,其中有毒蛇50余种。最长的蛇有几米,小的仅有10~20cm。毒蛇常伤害人畜,据不完全统计,全世界每年被毒蛇咬死者有数万人,加上它的长相,令人十分害怕。这仅是蛇对人类有害的一面,其实,蛇对人类还有不少贡献:蛇肉营养丰富,味道鲜美,可作上等佳肴;蛇皮可制成工艺品、乐器;蛇能捕食害鼠、害虫;蛇毒液含有多种蛋白质,具有一定的镇痛效果;蛇蜕又叫作龙衣、蛇退,它是蛇在生活期中自然蜕下的体表角质层,内含骨的胶原等成分,具有清热解毒、祛风杀虫、明目退翳等功能;蛇鞭是公蛇的生殖器,含雄性激素、蛋白质等成分,具有补肾壮阳、温中安肾等功效;蛇血治疗风湿性关节炎;蛇胆能祛风除湿、清凉明目、止咳化痰;蛇油含有人体必需的不饱和脂肪酸、亚油酸、亚麻油等,对防止血管硬化有一定作用;蛇体还含有某些生理活性的成分,能够用来治疗多种疾病。蛇,可谓全身是宝!

我国应用蛇类治疗疾病有着十分悠久的历史。应用得当,疗效确切,对止痛、抗炎、抗癌、扶正等方面具有其独特的效果。从殷墟出土的甲骨文中,就有蛇的记载;《诗经》与《山海经》中,有些内容已初步涉及蛇的药用;以后历代的药物专著中都有蛇类记载,最早的《本草经》只收蛇蜕1种,反映了先秦到汉朝的医学家在对蛇的药用上采取了比较审慎的态度;梁代《本草经集注》增加了蚺蛇、蝮蛇2种;唐代柳宗元所著《捕蛇者说》一文中,记载了五步蛇的功用,"然得而腊之以为饵,可以已大风、挛踠、瘘痹，去死肌，杀三虫"；至明《本草纲目》时，列蛇类17种，加上附种及诸蛇，实际上已达20余种，近代常用的蕲蛇、乌梢蛇、蝮蛇等均已收载其中，用蛇治疗疾病的处方竟达76方。关于蛇类的临床应用，历代本草记载，以我国特产蕲蛇最为详尽，乌梢蛇、蝮蛇次之。1800年前后，某些欧美国家也开始研究蛇类入药；日本从1915年开始已有蛇的药用记载。

## 用蛇治疗类风湿关节炎的效果如何？

传统的药用方法，均系采用去内脏的干燥蛇肉，加入煎剂，或制成药酒或丸、散等。近年来，认为蛇体均具有生理活性，主张应用全蛇，可制成药酒、蛇粉等。

在用传统方法把蛇制成药酒时，均去其头与内脏，并将蛇肉蒸熟后浸酒。近年来，一般认为活蛇浸酒可能保留较多的有效物质，因此不少地区倾向于用活蛇浸酒。

上海光华中西医结合医院以乌梢蛇、眼镜蛇、蝮蛇为主，加上中药制成药酒。该酒以祛风的"三蛇"为主，佐以防风、土茯苓、威灵仙辛温祛风之味，红花、当归补血活血，促使络脉疏通，冀其"通则不痛"，配用木瓜之酸温，既有祛足膝风湿的特长，又能调和胃气，以解防己苦寒之弊。也可用活蛇杀后或浸泡酒后的蛇（均去内脏）焙干磨粉，直接吞服，或制成蛇片服用。蛇的疗效与所含生物活性物质有关，这类物质加热后易损耗，采用低温方法，并用活蛇快速制备，可提高其疗效。目前认为蛇之所以有治疗作用，是与它具有促肾上腺皮质激素有关。

以蛇制剂为主的治疗效果：随访观察140例类风湿关节炎患者，其中男性49人，女性91人；年龄最大70岁，最小10岁；病程最长30年，最短3个月，有效率为78.56%，原服肾上腺皮质激素的患者有68.75%停止服用。结果表明，蛇在治疗类风湿关节炎中起到了一定的作用。

# 雷公藤是类风湿关节炎的"克星"吗?

雷公藤产于我国各地,是卫矛科雷公藤属的一种植物,又叫作黄藤、水莽草、菜虫菊、断肠草等。清朝赵学敏(1765年)所撰《本草纲目拾遗·卷七·藤部》对雷公藤的形态、性能及药理作用均有详细记载,是我国民间常用的驱虫药。目前引起医务界重视的有2个品种:一是雷公藤,主要分布于我国长江流域以南及沿海各省,如皖、鄂、赣、湘、闽、台等;另一种叫作昆明山海棠,其特征是叶背有白粉,也叫粉背雷公藤,主要分布于我国西南的云南、贵州、四川等地。药用部分大多采用其去过两层皮的根部,已被制成煎剂、糖浆、冲剂、酊剂、片剂等剂型。目前正式投产的有雷公藤多苷片、昆明山海棠片、雷公藤片等。口服用量:雷公藤多苷片每片10mg,每日3~4次,每次1片;昆明山海棠每日3次,每日2~3片;雷公藤片每日3次,每次1~2片。

雷公藤及其提取物的成分很复杂,目前已从雷公藤中提取40余种成分,属于生物碱成分9种、二萜类成分14种、三萜类成分8种、多种雷公藤苷类、卫矛醇、糖类等多种成分。其中二萜类为主要活性成分,三萜类和生物碱也有一定的生物活性。我国自1969年起应用雷公藤治疗类风湿关节炎,通过对全国各地几万名患者的研究、观察,一致认为对该病有较好的治疗效果。雷公藤具有抗炎、镇痛与免疫抑制作用。经过雷公藤治疗后,能使关节晨僵时间缩短、关节肿痛得到缓解、功能获得改善、握力增加、血沉减慢、C反应蛋白降低、类风湿因子滴度下降或转阴、免疫球蛋白下降,不少患者恢复了正常生活和工作。雷公藤具有起效快、作用强等特点。在抗炎和止痛方面,与糖皮质激素有相似之处,但又没有长期使用糖皮质激素的严重不良反应和依赖性,停药后无反跳和戒断症状,病情复发后再用仍然有效。

总之,雷公藤是一种具有中国特色、很有前途的抗风湿药物。但其单一有效成分究竟是什么、物理化学性能及结构还没有弄清,可否名副其实地称得上治疗类风湿关节炎的"克星",还有待人们去努力发掘和探索。

## 服用雷公藤应注意哪些问题？

一般认为：雷公藤的治疗效果和毒性作用与剂量和疗程的长短有关，剂量大、疗程长者，其疗效显著，但易发生毒性反应。因此，应在医生指导下谨慎用药，如雷公藤多苷片以每日3片为宜，应严格按照各种雷公藤制剂的常规剂量用药，需要应用大剂量者，应从常规剂量开始，逐渐增量，并注意不良反应，如应用1~2个月后仍无效，则不宜再服用；只可服用1种雷公藤制剂，避免同时服用2种或2种以上雷公藤制剂，以免引起中毒；老年患者和类风湿关节炎晚期患者，伴有多器官损害者，剂量应小；对出现不良反应者，应减少剂量或采用间歇疗法，有肝、肾功能损害者应禁止使用。

不良反应有：口腔炎、胃部不适、食欲减退、恶心、呕吐、腹痛、腹泻、氨基转移酶升高、肌酐清除率下降、皮疹、皮肤色素沉着、指甲脱色或变软、白细胞减少、血小板减少、胸闷、心悸、气短、心律失常、月经失调甚至闭经、抑制精子生成等，上述不良反应在停药后均可恢复正常。但长期服药者的月经失调、闭经和精子减少较难恢复。因此，在用药过程中，要定期检查血、尿常规、肝功能、肾功能以及心电图等，有异常发现应及时停用。

## 正清风痛宁属何种药？

正清风痛宁是我国近年来研制的一种新药，系从传统中药青风藤中提取的主要活性成分——青藤碱，经现代工艺精制而成的纯中药制剂。青风藤是防己科防己属植物青藤的茎，其根与茎部含有多种生物碱，如青藤碱、异青藤碱、青风藤碱等。该品味苦、辛，性温。功能祛风湿，通经络。

早在明代，李时珍在《本草纲目》中记载："青风藤治风湿流注，历节鹤膝，损伤疮肿"。《本草汇言》曰："散风寒湿痹之药也，能舒筋活血，正骨利髓，久服常服，大建奇功。"自20世纪20年代开始，中外学者对青风藤有效成分青藤碱进行了较全面的研究，60年代以前以日本学者居多；我国也有不少单位对其进行了研究。70年代日本将其浸膏用于临床治疗风湿性疾病。80年代，我国进入临床验证阶段，陕西、湖南2省组织全国数十家医院进行临床观察，均取得了满意效果。

## 正清风痛宁有哪些特点？

正清风痛宁之所以能治疗类风湿关节炎，主要是它具有：①镇痛作用：对中枢有镇痛作用，虽然该药与吗啡相似，由于立体构造相反，无成瘾性，且具有抑制前列腺素合成与释放的作用，从而对外周表现出有镇痛作用。②抗炎作用：能抑制前列腺素的合成与释放，可能是通过影响垂体−肾上腺所致。③免疫抑制与调节作用：对免疫具有抑制作用，使异常升高的免疫球蛋白（IgG、IgA、IgM）反应降至正常；同时具有免疫兴奋作用，对细胞免疫功能低下者可使其升高。

经过大量病例长期临床观察，正清风痛宁对肝、肾、胃、生殖系统等无损害，不良反应主要有皮肤瘙痒、皮疹、出汗等，这与正清风痛宁作用机制独特，具有破坏肥大细胞强烈释放组胺作用有关。组胺主要贮存在皮肤、头部、肝、胃，组胺释放就会引起皮肤瘙痒、颜面潮红、出汗、食欲减退等。持续用药组胺释放逐渐减少，不良反应消失，因此皮肤瘙痒一般不需处理，较重者给予抗过敏治疗。既往有过敏史、哮喘、孕妇、哺乳期妇女慎用。在用药过程中，应定期检查血常规，如发现白细胞减少，应及时调整用药剂量，必要时需立即停药。

上海光华医院和第二军医大学长海医院、上海市第一人民医院一起用正清风痛宁治疗55例类风湿关节炎，共用药8周，总有效率为81.8%，显效率40%，不良反应21.8%，12例中有11例为皮肤瘙痒、皮疹，有1例出现白细胞减少。

正清风痛宁每片20mg，每日3次，每次1~2片，服用3天后若无不良反应，增加到每次3片，最大剂量可增至每次4片。正清风痛宁缓释片每片

60mg，每日2次，每次1片。

## 尪痹颗粒是什么药？

痹证是指人体营卫气血失调，肌表和经络遭受风、寒、湿、热之邪侵袭，气血经络为病邪痹阻而引起经脉、肌肤、关节、筋骨疼痛、麻木、重着，关节肿大、屈伸不利、僵直、畸形，肌肉萎缩，严重者还会影响脏腑等为其临床特征的一类疾病。痹证为中医学病名，包括西医学命名的类风湿关节炎、风湿性关节炎、骨关节炎等。

中华中医药学会风湿病学会组织全国各地痹证专家，发挥中医药特长，根据中医中药辨证论治的理论基础，研究了治疗痹证的系列处方，经大量临床观察，在疗效确实的基础上，由辽宁省本溪天印药业有限公司生产出了系列中成药，这是发掘中医药遗产的一个创举。该痹证系列药的产生，为发展我国医药事业做出了积极贡献。医生可以根据不同的患者，选择不同的药物，目前该系列药包括尪痹颗粒、寒湿痹颗粒、湿热痹颗粒、瘀血痹胶囊、寒热痹胶囊等。

## 治疗痹证系列中成药有何特点？

现介绍几种痹证系列药物。

（1）尪痹颗粒：由淫羊藿、红花、皂角刺等组成。有补肝肾、强筋骨、祛风湿、通经络的作用。主治肌肉关节疼痛、局部肿大、僵硬畸形、肌肉瘦削，时热时冷，功能极度受限，痛甚，热则减轻，乏力、畏寒、自汗、纳差、口干不欲饮、低热腹胀、尿频、夜尿多、手足不温、腰痛酸软。类风湿关节炎、风湿性关节炎、骨关节炎见上述证候者。每日3次，每次1~2包。

（2）寒湿痹颗粒：主要由白术、当归、细辛组成。有祛寒除湿、温通经络之效。主治关节冷痛沉重，关节局部畏寒，皮色不红，触之不热，遇寒痛增，得热痛减或关节肿胀，舌质暗淡。类风湿关节炎、风湿性关节炎见上述证候者。每日3次，每次1~2包。

（3）湿热痹颗粒：内有苍术、忍冬藤、威灵仙、防风、川牛膝、薏苡仁等，具清热消肿、通络定痛的作用。主治肌肉或关节红肿热痛，有沉重感，关节屈伸不利，步履艰难；发热、口渴不欲饮，烦闷不安；舌质暗红，舌黄腻。每日3次，每次6片。

（4）瘀血痹胶囊：主要有乳香、没药、红花、威灵仙、川牛膝、香附等，能活血化瘀、通络定痛。主治肌肉关节疼痛剧烈，多呈刺痛感，久痛不已，部位固定不移，痛处拒按，局部肿胀，可有硬结或瘀斑；肌肤干燥不泽，舌干不欲饮，舌质紫暗有瘀斑等。每日3次，每次6片。

（5）寒热痹胶囊：主要有桂枝、防风、白芍、干姜、附子、甘草等成分，散寒清热、和营定痛。专治肌肉关节疼痛，局部畏寒、触之发热或触之不热，但自感发热；全身热象不显，口渴或不口渴，尿黄或尿清长，大便干或大便稀或不成形；舌苔或黄或白或黄白相兼。类风湿关节炎和风湿性关节炎见上述证候者。每日3次，每次6粒。

## 益肾蠲痹丸有哪些作用？

1990年起由江苏清江药业有限公司生产的益肾蠲痹丸，主要由地黄、当归、淫羊藿、骨碎补、地龙、蜂房、全蝎、土鳖虫等组成，经中国中医研究院基础理论研究所药效学实验证明，该药具有抗炎、消肿、镇痛、调节机体细胞免疫和体液免疫的功能，并有减轻滑膜组织炎症，减少纤维沉着，修复软骨细胞的作用。该品中含有多种氨基酸，在体内能直接参与合成各种酶、激素以及调节人体内代谢的平衡；所含微量元素，可以调整体内因微量元素变化而引起的紊乱；其中钙、镁可保证人体在病理状况下必需微量元素的需求，铁对于顽痹的活血化瘀、通络利痹可起重要作用，锌和锰对于益肾壮督和调节机体免疫力是十分有利的。

该品具有温补肾阳、益肾壮督、搜风剔邪、蠲痹通络的作用，适用于顽痹。该药除消炎、止痛、改善局部症状外，还能降低血沉，促使类风湿因子转阴，调节机体免疫功能，对部分病例可控制和修复骨的进行性破坏。每日3次，每次8~12g。

服用该药后偶有皮肤瘙痒、口干、便秘、胃部不适等反应，可予对症处理。

## 白芍总苷有哪些作用？

白芍总苷（帕夫林），是从中药白芍中提取的苷类物质，纯度可达85%~90%，其他成分为糖类与鞣质等。白芍是毛茛科植物芍药的干燥根，全国各地均有栽培，主产浙江东阳、磐安，安徽亳州、涡阳，四川中江、渠县。根据产地不同，习惯上分为杭白芍、川白芍和亳白芍，其中以安徽亳州的亳白芍产量最大，质量最佳。经研究试验证明：白芍总苷对大鼠佐剂性关节炎的免疫异常、环磷酰胺诱导的细胞和体液免疫亢进或低下有调节作用，可使免疫功能向正常转化。

曾对1016例类风湿关节炎患者进行随机双盲对照观察，通过这项大规模的临床实验表明：白芍总苷可明显改善类风湿关节炎患者的症状和体征，使晨僵时间缩短甚至消失，关节疼痛、肿胀减轻，握力增加等，并能使患者的疲乏无力、食欲下降及睡眠欠佳等全身症状好转。在用药后可出现不同程度的血沉下降、C反应蛋白降低，与其他类风湿关节炎治疗药相比，白芍总苷起效比非甾体抗炎药略慢，但明显快于慢作用抗风湿药。该药有无阻止关节病变进展的作用还有待于进一步的研究。

白芍总苷（帕夫林）每粒0.3g（含芍药苷104mg），每日2~3次，每次2粒。该药不良反应较少见，可表现为腹泻、纳差、恶心及口腔炎，一般停药后便可消失。

## 中医怎样进行辨证论治？

前面介绍的蛇制剂、雷公藤、正清风痛宁、尪痹颗粒、益肾蠲痹丸、白芍总苷均为中成药，中医治疗的精髓在于辨证论治，对于类风湿关节炎的治疗也不例外。

类风湿关节炎属于中医学痹证，痹有闭阻不通之意。外邪侵袭经络，气血痹阻不能畅行，引起关节等处出现酸、痛、麻、重及屈伸不利等症状。痹证可分为寒痹和热痹两型。

（1）寒痹：关节酸痛，或部分肌肉酸重麻木，迁延日久，可致肢体拘急，甚至关节肿大。由于人体素质不同，所感受的风寒湿三气各有偏盛，因而该型又分为行痹、痛痹和着痹。①行痹：属风气盛者。症见关节走窜疼痛，痛无定处，有时兼有寒热；舌苔黄腻，脉浮。②痛痹：属寒气盛者。症为遍身或局部关节疼痛，痛有定处，得热稍缓，遇冷则重；舌苔白，脉弦紧。③着痹：属湿气盛者。症为肌肤麻木，肢体关节酸痛，痛有定处，阴雨风冷引起发作；舌苔白腻，脉濡缓。

（2）热痹：关节酸痛，局部热肿，痛不可近；关节活动障碍，可累及单个关节或多个关节，并有发热、口渴；舌苔黄燥，脉滑数。

类风湿关节炎在临床上一般可分为活动期和缓解期。根据临床观察，活动期主要是邪实，以风、寒、湿、热为主，病位在表，症状表现以邪实为主。缓解期病位在里，临床以正虚为主或以正虚邪恋。临床上常见患者病情发作与缓解交替出现，病情日益加重，以致虚实互见，寒热错杂，给辨证用药带来一定困难。

## 活动期类风湿关节炎中医怎样治疗？

当类风湿关节炎患者有卫阳不固，痹邪阻络证：发热、恶风、畏寒、汗出，晨僵明显，周身关节疼痛剧烈，甚则关节屈曲不利，遇冷则痛甚，得热熨则可安，舌淡、苔薄，脉浮紧或沉紧，应予祛寒除湿、和营通络治法，用防己黄芪汤合防风汤加减：防己、防风各10g，黄芪15g，白术10g，秦艽10g，羌活、独活各10g，桂枝10g，当归10g，茯苓10g，甘草5g，生姜2片，大枣5枚。加减：阳虚寒盛加附子温通十二经脉；湿盛者去白术加苍术、川厚朴。一般经过阶段治疗，若疗效不佳，不宜久服，因祛风燥湿之剂耗伤阴液，使病邪转入里。

当类风湿关节炎患者有邪郁而壅，湿热痹阻证：恶风，发热，关节红肿热痛，得凉则痛减，关节活动受限，手不能握摄，足难以履步，关节灼热、肿胀、疼痛、重着感，晨僵，口渴或渴不欲饮，小便黄赤，大便不爽或不实，苔腻或黄腻，舌质偏红，脉数，取清热除湿、宣痹通络法，用宣痹汤合三妙散加减：防己10g，蚕沙20g，薏苡仁30g，连翘15g，苍术15g，赤小豆30g，滑石30g，焦栀子15g，黄柏10g，怀牛膝30g。加减：关节肿痛甚者加忍冬藤、木瓜、桑枝等，使清热利湿、活络通痹之功力更专；热毒甚者加紫花地丁、蒲公英、忍冬花；热盛者加石膏、寒水石；湿浊甚者加萆薢、土茯苓；热灼伤阴合玄参、地黄，去滑石、赤小豆。

## 缓解期类风湿关节炎中医如何治疗？

当类风湿关节炎患者表现为痰瘀互结，经脉痹阻证：关节肿痛且变形，活动时痛，屈伸受限，肌肉刺痛，痛处不移，皮肤失去弹性，按之稍硬，肌肤紫暗，面色黧黑，或有皮下结节，或肢体顽麻，眼睑浮肿，舌质暗红或有瘀斑、瘀点，苔薄白，脉弦涩，取活血化瘀、祛痰通络法，用身痛逐瘀汤合指迷茯苓丸加减：当归10g，秦艽10g，桃仁10g，红花10g，香附10g，地龙10g，五灵脂10g，没药10g，羌活15g，川芎10g，牛膝30g，甘草5g，制半夏10g，枳壳10g。加减：伴有血管炎者，合四妙勇安汤（玄参、金银花、当归、甘草）以清热解毒，活血养阴，量大力专；痛剧加乳香、延胡索、土鳖虫；肿胀明显者，尤其臂肘肿胀，加莪术，或指迷茯苓丸配水蛭、泽兰、蜈蚣。该证符合久病必瘀，久病必虚。因此祛邪为的是安正，抓住时机，及时治疗，关节功能有可能得到改善。

当类风湿关节炎病人有肝肾同病，气血两损证：形体消瘦，关节变形，肌肉萎缩，骨节烦疼，僵硬活动受限，筋脉拘急，常伴见腰膝酸软无力、眩晕、心悸、气短、指甲淡白，脉细弱，苔薄，舌淡无华或舌淡红，用益肝肾、补气血法，用十全大补汤合独活寄生汤加减：党参15g，独活10g，桑寄生30g，秦艽10g，防风10g，细辛5g，当归10g，芍药10g，川芎10g，地黄10g，杜仲15g，牛膝15g，茯苓15g，黄芪15g，白术10g，肉桂3g，甘草5g。加减：偏阴血虚者，咽干耳鸣，失眠多梦，盗汗，烦热，颧红，加左归丸治之；偏阳虚者，面色㿠白，浮肿，畏寒喜温，手足不温，加右归丸治之；肿胀甚者加白芥子、皂角，外敷芒硝；关节疼痛甚者，宜在石楠叶、老鹳草、岗稔根、忍冬藤、虎杖、金雀根等中选择应用。由于病痼日久，非草木之品所能奏效，参以血肉有情之物，如蕲蛇、乌梢蛇、白花蛇等外达肌肤，内走脏腑之截风要药，及虫蚁搜剔之类药，皆可酌情选用。该症多见于晚期，以虚为主。扶正的目的是祛邪，邪去能使肢体关节功能得到改善。

## 近年来对中药治疗类风湿关节炎有何研究？

抗炎与调节免疫是治疗类风湿关节炎的2个重要方面，抗炎免疫药是指既可影响免疫功能又有抗炎作用的药物。炎症与免疫无论在组织细胞或分子水平都是紧密相连不可分割的，进入20世纪80年代后，我国抗炎免疫中草药研究可谓独树一帜，对多种抗炎免疫中草药的有效成分、有效部位、药理作用进行了研究。国外对植物药的研究，在近年也有迅速发展。这些中药包括人参、当归、白芍、灵芝、五加皮、丹参、雷公藤、附子、枸杞子、香菇、黄芪及甘草等，其中用于治疗类风湿关节炎的有雷公藤、青风藤、白芍等。

具有抗炎免疫作用的苷类有：白芍总苷、人参总苷、绞股蓝总苷、首乌总苷、山茱萸总苷、柴胡总苷、龙芽楤总苷、珠子参总苷、锦毛黄芪总苷、三七花总苷、茶子花总苷、茶子皂苷等。苷类是由糖与非糖部分构成的化合物，又称配糖体。苷的种类很多，如黄酮苷、蒽醌苷、皂苷等，各种苷有其不同的生物活性。苷类除有抗炎免疫作用外，还有抗菌、抗病毒、抗肿瘤、强心、利尿、祛痰止咳、利胆、降压等多种生物活性，是抗炎免疫中药开发的主要方向之一。

另外，对虫类药也进行了不少研究，如蛇、全蝎、蜈蚣、蚂蚁等。对经久不愈的病例，以虫类药搜风通络的报道甚多，如六虫汤，其组成为炙全蝎、炙蜈蚣（研吞）各1~1.5g，炙蜣螂、炙蕲蛇、甘草各4.5g，炙土鳖虫6g，鹿衔草、寻骨风、钻地风、露蜂房各9g，当归15g。

## 近年来对中医类风湿关节炎治法有何研究？

对于类风湿关节炎的中医中药治疗，从20世纪80年代开始，临床报道与日俱增。在临床实践中，应用相对固定的经验方治疗类风湿关节炎，已取得较好疗效。现选择一些介绍如下。

（1）发汗通痹法：报道中以汗法治疗：麻黄100g，生石膏400g，生白术60g，川乌头15g，桂枝30g，威灵仙、生甘草各10g，红花、防风各12g，鲜生姜50g。水煎温服，服后盖被入睡，若不出汗可热饮少量糖水。可分5型治疗：①寒湿型：先发汗，继以益气养血，补益肝肾，温经活络（黄芪桂枝五物汤、桂枝芍药知母汤加减）。②风寒湿型：先发汗，继以祛风散寒，温经通络，健脾固肾（独活寄生汤、麻黄加术汤加减）。③湿热型：先清热除湿（宣痹汤、二妙散、小柴胡汤加减）再发汗。④风湿热型：先清热搜风除湿，通络止痛（白虎加桂枝汤、木防己汤加减），待热除痛缓再发汗。⑤肝肾亏虚型：治以滋养柔润，补益肝肾，通经活络（归芍地黄汤、芍药甘草汤合藤类药加减）。

（2）理气行痹法：有报道认为虚和风是该病主要原因，应用理气行痹法治疗。基本方为：槟榔、枳实、木香、陈皮、茯苓、当归、怀牛膝、全蝎、乌梢蛇、制川乌（先煎）、制草乌（先煎）。随症加减：风胜热炽加防风、威灵仙、羌活或苍术、黄柏；热毒炽盛加银翘或硝黄；气血虚弱，经脉失养加白芍、秦艽、地骨皮、黄芪等。

（3）温通经络法：有报道重用细辛：细辛30~60g，制附子10~30g，豨莶草30~100g。指尖关节肿胀变形疼痛加川芎3~6g。有报道用二乌白附汤治疗有效，方为：生川乌、生草乌、地黄各15g，防己、黄芪、当归各30g（其中二乌切细先煎半小时）；如疼痛剧烈可加全蝎、蜈蚣。

（4）补肾祛寒法：常用方为：川断12~15g，补骨脂6~12g，制附片6~12g，熟地黄12~15g，骨碎补9~12g，淫羊藿9~12g，桂枝9~15g，独活10g，赤芍、白芍各9~12g，威灵仙12g，麻黄3~6g，防风6~10g，伸筋草20~30g，松节15g，知母9~12g，炙穿山甲6~9g，苍术6~10g，牛膝9~12g，自然铜9~12g（醋淬先煎），透骨草30g，寻骨风20g。

（5）补肾活血法：方为：当归、赤芍、木瓜、泽泻各10g，生地15g，桃仁、红花、川芎、露蜂房、桂枝各6g，牡丹皮9g，茯苓12g。

（6）扶正培本法：有专家认为：痹先由脾胃、肝肾虚损，气血阴阳不足，抗邪无力，再受风寒湿热之邪，内外因相合而成，以内因为关键，因此用扶正培本法治疗。分4型：①脾胃虚弱型：方药为生黄芪15~24g，白术12g，生薏苡仁、茯苓各24g，甘草10g。②气血不足型：方药为生黄芪、丹参各24g，党参10g，五加皮9g，当归、白芍各15g，熟地黄18g，鸡血藤30g。③肝肾阳虚型：方药为地黄15~30g，玄参15~24g，白芍15g，麦冬、知母各12g，女贞子、旱莲草各30g。④肝肾阴虚型：方药为鹿角胶10g，补骨脂、杜仲、巴戟天各12g，鹿衔草、川断、狗脊各15g。

以上所述，仅供各位作一了解，若要治疗，请先找医生辨证，然后再根据病情施治，所用药物与剂量，由医生决定。

# 手术能治疗类风湿关节炎吗？

从1884年起，人们就用手术治疗类风湿关节炎，随着手术方法的不断改进，治疗效果也逐步得以提高，目前手术治疗不仅在国外，在国内也日渐被更多的医生和患者所接受。

众所周知，手术治疗本身有其局限性，患者应该理解：手术是缓解病情进展，而不是治愈；手术有一定的并发症；手术效果不仅取决于手术本身，还取决于术后患者积极配合，参与可能较为痛苦的康复过程；缓解疼痛、改善功能是外科治疗的主要目的，而改善外观不是主要的手术指征。类风湿关节炎外科治疗的主要适应证有：肌腱断裂，或有潜在断裂的危险；神经压迫，或有压迫的危险；类风湿结节伴有疼痛；颈椎不稳、半脱位，伴有神经系统体征；严重畸形引起日常生活功能障碍，如髋关节过度屈曲或内收畸形；牙齿咬合困难需进行下颌关节髁状突切除术。对持续性滑膜炎、长期慢性疼痛、关节僵硬影响日常生活、关节畸形等也应考虑手术治疗。

外科治疗并非只是针对那些晚期关节已有严重破坏者，事实上许多早期患者如果能够及时得到手术辅助治疗，可明显延缓病情发展，减少破坏，最大限度地保护关节功能。如滑膜切除需在早期进行，一旦出现软骨的广泛破坏，滑膜切除术也就失去了实际意义。

## 手术前患者应做好哪些准备？

类风湿关节炎是一种病程长且反复发作的疾病，治疗效果往往不很理想，这不仅给患者在机体和经济上带来很大的影响，而且往往造成患者精神和心理上的巨大压力，甚至发生心理变态。多数类风湿关节炎患者由于长期受疾病的折磨，不能正常地参加工作和学习，长期卧床及生活不能自理的患者情况更为严重，尤其是年轻的患者，看到同龄人有正常的学习、工作、择偶和幸福的家庭，而自己不能处于同一起跑线上，竟成为家庭的负担和社会的包袱，这种精神和心理上的痛苦，是一般健康人所难以体会到的。在这种压力下，患者常常表现为情绪消沉不稳、意志力弱，对家庭和亲人有负罪感，对生活感到绝望，有人称之为"类风湿人格"。这种患者往往很难配合治疗，特别是在接受如膝关节置换等手术后，需进行艰苦的功能性锻炼。这种"类风湿人格"的精神和心理改变必须引起充分重视，外科医生、护理人员、体疗医生和患者家属，甚至患者之间，需要进行密切配合。

患者在与类风湿关节炎这一疾病做斗争中，应摆正自己的位置，端正态度，认识到该病的长期性、顽固性，与医护人员、家属"三结合"，树立信心，战胜疾病。对于那些合作态度较差、精神状态不佳的患者，应当采取如下措施：①通过图片等方式，让患者了解手术成功后自己的情况，鼓励患者树立与疾病做斗争的信心，消除顾虑，让他们自己下决心接受手术；②利用新、老患者谈心的方式，由医护人员暗示其手术后锻炼的艰苦性，绝不是一刀下去就万事大吉，使他们有充分的心理准备；③取得家属的协助；④使患者理解类风湿关节炎是一个全身性的疾病，不可能只靠1~2次手术就能解决全部问题，术后还必须长期进行内科药物治疗。

## 手术对用药有哪些要求？

类风湿关节炎患者在手术前，几乎都接受了非甾体抗炎药的治疗，其中阿司匹林对血小板功能的影响较大，特别是小剂量阿司匹林，常使凝血酶原时间延长，停药后常需10天左右才能恢复正常。因此，对术前应用阿司匹林治疗的患者，应予足够的重视。一般应在手术前2周停药，改用其他对血小板影响不大的药物，以免增加术中和术后的出血量。另外，对长期大量应用阿司匹林治疗的患者，还应给予积极地抗溃疡治疗，因长期应用，不论是否有主观症状，往往伴有潜在的胃肠道溃疡。为防止手术打击导致溃疡出血，在术前、术中、术后应采用抗溃疡治疗药物。

在类风湿关节炎患者中，有不少长期服用糖皮质激素，因此会出现种种不良反应，常伴有皮肤菲薄、皮下出血、静脉变细、管壁变薄及骨质疏松等，更严重的会抑制患者自身肾上腺皮质的功能，使肾上腺皮质变薄、脂肪变性、肾上腺皮质激素分泌功能严重受损。这样的患者，常常经不起疼痛、低血压或缺氧等打击，易出现急性肾上腺皮质功能衰竭而死亡。一般认为，停用激素2年以上的患者，同未用激素者一样，可不予任何特殊准备。对术前仍用激素治疗的患者，术前最好检查并了解患者的肾上腺皮质功能。如无检查条件者，应补给肾上腺皮质激素，以在激素支持下，平安渡过手术期的打击。补给激素的方法：①术前1天，用氢化可的松50mg，静脉滴注；维持患者常规口服激素用量。②手术当天，在手术前用氢化可的松50mg，静脉滴注；术中用地塞米松10~15mg，静脉滴注（一般与输血同时使用）；回病房后用氢化可的松50mg，静脉滴注。若手术当天夜里患者有高热、精神萎靡不振时，可再补充氢化可的松50mg，静脉滴注。③术后第1天，可用氢化可的松100mg，静脉滴注；恢复术前常规口服用量。④术后第2天，维持术前常规口服用量，根据患者精神状态和体温再酌情增加静脉用药氢化可的松50mg。对于停药超过1年，但不足2年的患者，也基本上按该方案增补激素，用药量可酌情减少，用药时间可缩短，常在术后第2天停药。

类风湿关节炎患者常用的甲氨蝶呤、青霉胺等不仅可影响伤口愈合，增加感染率，而且影响骨的愈合，还有可能引起消化道和血液等系统的并发症。原则上术前3周应停用这些药物，待肝、肾功能及血液学指标基本正常后才可手术。长期服用雷公藤者，易造成肝功能慢性损害，术前应尽早停用，并予以保肝治疗。

## 手术前应怎样准备皮肤？

众所周知，类风湿关节炎病程漫长，一般为"终身制"，病情呈不规则缓解和持续性加重，绝大多数患者处于内科保守治疗的情况下，仍然达不到一般矫形外科医生所要求的最佳状态，即使偶尔达到正常，往往也持续不了很长时间，很快又进入另一个发作状态，因此，手术危险系数要大于普通患者。对此，手术医生应予以充分的理解和认真的准备。

长期患有类风湿关节炎的患者，皮肤抵抗力低，愈合能力差，其危险因素主要包括：①潜在感染；②皮肤菲薄；③白细胞减少；④贫血；⑤低蛋白血症；⑥凝血功能差引起术后伤口下血肿形成；⑦血管炎引起的皮肤缺血；⑧中性粒细胞趋化性功能减低；⑨大剂量激素服用史。此外，患者往往皮下脂肪沉积、静脉壁脆弱和静脉充盈差。

手术前应尽早做好皮肤准备，每日用温水擦洗皮肤2遍，手术前3天每日以0.75％碘酒及75％乙醇消毒手术区皮肤，并以无菌巾包裹。对静脉穿刺困难者，应在术前即以软套管针穿刺后保留套管，以避免术中及术后反复穿刺的痛苦，并避免延误输液、输血的时间。

## 如何处理潜在感染灶？

当类风湿关节炎患者手术前检查时，应注意发现"隐蔽的敌人"——潜在的感染，特别是要做人工关节置换的患者。泌尿系统感染常见于女性患者，大多无明显的临床症状，对可疑的患者，术前应做尿培养检查。男性中老年患者，应注意有无前列腺增生症，为避免手术插管困难或继发感染，有些患者需先做前列腺摘除术。

感染性病灶一旦发现，应立即着手治疗，如全身及局部药物治疗扁桃体炎、咽炎、鼻窦炎、泌尿系统感染或足癣，有龋齿者应给予相应处理或拔除，以防止出现术后因抵抗力下降而引起感染扩散。

## 手术前为何要做肌力准备？

很多类风湿关节炎患者，因为疾病病变本身的影响，加上自身因肌肉长期失用性萎缩，以致肌力常明显减低，尤其是长期卧床的患者，下肢负重肌肉的肌力更是受到影响，常常因此影响到手术后的康复锻炼和手术效果，造成伸展滞缺现象，即关节置换术后，被动活动可轻松地伸直膝关节，但当患者主动伸膝时，常表现为明显的屈膝挛缩样改变，这是典型的大腿部股四头肌肌力不足的表现，在术后住院期间，由于有持续被动活动器的被动活动和体疗人员的帮助，这一改变还不构成问题，但一旦出院，失去被动伸膝训练条件，如果不能及时使肌力恢复，常可能造成永久性屈膝挛缩畸形，手术后达不到能正常或接近正常关节的活动能力。

健康人的关节之所以能够活动自如，一是有正常的关节，二是有关的肌肉有一定的肌力，在中枢神经系统的调节下，才能随心所欲地活动。因此，患者应重视手术前肌力训练，通常可通过主动和被动的肌力强化训练和经皮电刺激仪等方法来改善肌力，以期达到理想的手术效果。

## 如何选择正确的手术顺序？

类风湿关节炎常常累及全身多个关节，晚期患者往往有几个关节需要进行手术，包括人工全关节置换术，选择正确的手术顺序对疗效十分重要。因此，在手术前应"全身一盘棋"，进行统筹安排，使其更加合理，收到更好的效果。那么，先对哪个关节进行手术呢？

由于类风湿关节炎患者足部的病变，在髋或膝关节手术后会影响行走，而且足的前侧面和足趾背侧皮肤因骨骼的畸形容易被磨破，成为一个感染灶，因此常需特殊的鞋袜，有些患者还需手术矫形。由于足部手术后感染的机会较多，因此足部手术需在髋和膝关节置换术之前进行，以免足部感染扩散，影响到髋和膝关节的手术效果。又如患者的踝关节病变合并内外翻或垂足畸形，也必须在膝、髋关节手术前或术中予以矫正，否则不仅术中力线测量易产生误差，而且术后由于踝关节的畸形，也会导致假体力线不佳、异常负重等问题，造成假体松动。

在髋、膝关节手术的顺序问题上，也有个先后问题，大多数医生认为，应先做髋关节，再做膝关节。理由是：①如果膝关节屈曲挛缩，仍可进行人工全髋关节置换术的术后康复，反之则很困难，而且会使膝关节假体承受异常的高应力，使之容易发生松动；②在人工全髋关节置换术的同时，可通过手法推拿和矫形石膏使膝关节伸直；③髋关节术后由髋关节病变引起的牵涉痛能够缓解，而且可使髋、膝关节的肌肉挛缩得到松解；④人工全髋关节置换术的疗效一般较人工全膝关节置换术为佳，而且术后的康复比较容易，先做髋关节可以提高患者的信心，鼓励他们继续配合随后的手术；⑤人工全髋关节置换术后，股骨的内外翻角度即已固定，下肢的力线也就固定下来，这样可以保证人工全膝关节置换术中的关节力线更为精确；⑥类风湿关节炎（尤其是幼年特发性关节炎）的患者，多伴有明显的股骨颈旋前，导致髋关节伸直时出现明显的股骨内旋，先行髋关节手术即可固定下肢的旋转轴线，避免后行髋关节手术时，膝关节假体承受异常的旋转应力；⑦髋关节是下肢的轴心，人工全髋关节置换术后可以为人工全膝关节置换术创造一个良好的活动轴；⑧如果术前双髋关节的受累程度不一，其中一侧下肢较对侧为短，那么人工全膝关节置换术后，对侧的膝关节仍容易发生代偿性屈曲；⑨人工全髋关节置换术对患者的合作态度要求比较低，如果术后患者锻炼不够配合，人工全髋关节置换术仍可获得较为满意的疗效，相反如果人工全膝关节置换术后患者不够配合，则很难获得良好的疗效。

类风湿关节炎患者上肢的手术与下肢矫形一样，也存在一个手术顺序的选择问题。原则上，应根据各关节的症状，以及它们在日常生活的影响程度来决定手术的顺序。

此外，由于类风湿关节炎累及全身多个关节，因此对于多关节畸形的患者应上、下肢同时考虑，任何部位的手术均应以改善全身功能为目的。上肢手术前，应充分评估患者术后持拐的能力，如果肩、肘和腕等关节严重受累，就不能使用腋杖，但可用前臂拐杖代替，所以可先进行腕关节融合术。上肢关节一般较少需要手术，尤其是人工关节置换术，有时通过下肢手术使患者行走时不再需持拐，也可能会缓解肩关节的症状。只有那些因疼痛或关节活动受限，导致手不能发挥其功能的患者才需要进行手术治疗。肘关节一般只需进行滑膜切除术，如术后疼痛不能完全缓解，或活动度仍不够大时，也应进行人工关节置换术。

一般来讲，类风湿关节炎的外科治疗，根据病程的早晚及关节破坏的程度，将逐步运用滑膜切除术、关节矫形术、人工关节置换术、关节融合术4种手术。

## 滑膜切除术是怎么一回事？

类风湿关节炎早期的病变场所主要在滑膜，表现为滑膜发炎、充血、肿胀和增殖，没有或只有轻度的软骨及骨的改变和破坏。若疾病继续发展，滑膜的病变可以蔓延到软骨和骨，晚期可以造成软骨和骨的破坏，形成关节畸形。因此，在早期把滑膜切除，能够治疗类风湿关节炎。因切除了滑膜，降低了关节腔的压力，并把滑膜上的神经末梢一齐切掉，从而明显地减轻了关节的疼痛；滑膜切除后，去除了大部分释放炎性介质的炎性细胞和生成滑液的滑膜组织，减少了滑液和各种炎性因子的分泌，清除了类风湿关节炎的发病"基地"，中断了恶性循环，可以防止关节软骨和骨的进一步破坏，大大减少或避免了关节畸形的发生；手术直接切除了极度增生的滑膜组织，消除了增殖滑膜造成的机械性阻碍、对关节伸直的干扰和炎症刺激引起的肌肉痉挛、关节屈曲挛缩，减少了患者的强迫体位；同时由于术中清除了增生肥厚的滑膜组织、骨赘及被破坏的半月板等机械性阻挡关节活动的因素，有助于术后膝关节活动度的增加，能有效防止膝关节屈曲挛缩畸形的进一步发展；滑膜切除后，关节周围的软组织得到了保存，患者能获得稳定的关节。通过滑膜切除，虽然有的患者仍会复发，但多数患者可获得完全控制的效果。上海光华医院从1974年开始对类风湿关节炎患者做滑膜切除术，大多数患者取得了较满意的效果。

## 哪些患者可做滑膜切除术？

滑膜切除的目的：一是减轻或消除疼痛；二是最大限度地恢复关节功能。滑膜切除术应早期进行，这样才能延缓疾病的发展，稳定患者全身的病情，并起到预防作用。但并不是说一发病就要进行滑膜切除术，应掌握一定的适应证：①经过6个月有规律的中西药治疗，效果不明显者；②关节有持续疼痛；③关节呈间歇性或持续性肿胀；④检查可触及肥厚的滑膜；⑤出现关节轻度屈曲畸形；⑥X线摄片显示关节骨质有早期侵蚀征象。以上各项中只要具备1项就应进行手术。

目前，滑膜切除的方法有3种。

（1）开放性滑膜切除：即用手术刀切开关节进行滑膜切除。

（2）关节镜下滑膜切除：关节镜下滑膜切除，要求外科医生有耐心，并且具备娴熟的关节镜操作技术和熟悉关节内解剖结构。关节镜能切除关节后部滑膜，又不容易损伤半月板，具有创伤小、术后恢复快等优点，但对滑膜增生肥厚严重的患者，关节镜又有其局限性，仍需开放性手术。关节镜术后不用任何外固定，关节给予持续被动活动器，可减少术后关节粘连，有利于软骨修复和关节功能改善。

（3）放射性药物非手术滑膜切除：放射性滑膜切除因有放射性损害，且效果不肯定，国内较少采用。在欧洲和澳大利亚该方法被广泛采用，主要是198AU、90Y、165DY可被用于放射性滑膜切除。

## 如何正确对待滑膜切除术？

早期类风湿关节炎患者的滑膜切除，能够取得较好疗效，既能阻止局部炎症的发展，延缓疾病的进程，又能减轻全身其他器官受累程度。由于类风湿关节炎的病程迁延，关节肿痛常常时重时轻，时好时坏，患者又往往会认为手术是类风湿关节炎治疗的最后一步棋，非到万不得已，不肯进行手术，加上手术毕竟要动刀见血，患者瞻前顾后，犹豫不决，从而贻误了治疗时机。其实，滑膜切除术虽然不能恢复已被破坏的关节软骨，但毕竟切除了大量发炎的滑膜组织，患者关节肿痛得到减轻或消失，关节的功能也随之改善。

从理论上讲，身体上每个滑膜关节都有滑膜，均可做滑膜切除术，但患者最肿痛的并与劳动和生活密切的关节只有部分主要的关节。对那些次要的、还没有必要做手术的关节，仍可采用药物等方法治疗。通常做滑膜切除术的有：膝关节、肘关节、腕关节、掌指关节及指间关节，最常施行的是膝关节滑膜切除。因长期的类风湿关节炎病程，膝关节受累达90%，并且膝关节是人体最大的滑膜关节，双膝滑膜面积约为500cm$^2$，约占全身滑膜面积的一半左右，当膝关节有炎症时，病变滑膜量可达到75%。手术可清除大量病变的滑膜，减少了关节内致病因子释放入血循环，有利于全身病情的改善；同时使抗类风湿药物更集中作用于其他关节，一定程度上减轻了疾病的发展。较晚期的类风湿关节炎患者滑膜切除仍具有一定价值，因手术切除大量炎性滑膜，降低了关节腔压力，使患者的关节疼痛症状得到减轻。

当患者有多个关节受累时，可在一段时间内先后做2~3个关节手术。当髋关节有病变时，由于其周围的肌肉较厚，早期很难发现关节肿胀，一旦关节活动受限，往往已经丧失了滑膜切除的有利时机，而且手术后的活动可能受到影响，加上关节位置较深，手术比较困难，因此国内外很少做髋关节滑膜切除术。

一般来讲，活动性类风湿关节炎、年龄大、血沉快、病变关节的数目多、正在使用糖皮质激素，均不是该手术的绝对禁忌证。

滑膜切除后的1~3天，即可开始做肌肉收缩练习和小范围的关节活动，1周后就应开始正规的关节练习。

滑膜切除后还可以再生，再生的滑膜与切除前的滑膜形态上没有显著差别，除含有较多纤维组织外，其病理性酶和免疫活性物质的活性均明显降低，较少侵犯关节软骨面。滑膜切除后，滑膜炎复发率可达5.7%~67%，但很少达到需再次进行滑膜切除的程度。

由于滑膜切除并不能改变类风湿关节炎的自然病程，并对"预防性滑膜切除"仍有争议，但滑膜切除对延缓疾病的发展肯定有疗效，对患者全身病情的稳定也有较为积极的作用。滑膜切除术仅属类风湿关节炎综合治疗中的一部分，因此在做手术的同时及手术前后，还必须应用其他疗法，切忌顾此失彼。

## 何谓关节矫形术？

自从1827年美国医生首先开展髋关节切除矫形术以来，在类风湿关节炎的早期，为防止各个关节进一步被破坏，除做滑膜切除术外，还可以采用关节矫形术，尤其是那些滑膜不多的关节，以及不是滑膜病变导致骨与软骨破坏的手、足、肩、肘关节畸形。

手部关节进行矫形术的目的是：①减轻疼痛；②改善及恢复功能；③改善外形；④控制疾病的发展。手的各种畸形，如"鹅颈"畸形、尺偏畸形、"钮孔花"畸形等大多可由矫形术来矫正。

类风湿关节炎患者足部需手术治疗的大多是前足部畸形和病变，如拇外翻、趾关节脱位伴爪形趾、跖骨头下疼痛的胼胝、锤状趾畸形伴近节趾间关节背侧疼痛的鸡眼等。类风湿关节炎患者足后部需手术的大多是足跟外翻。为合理安排手术顺序，把手术分为前足、中足、后足手术，在进行前足手术之前，应仔细检查中足和后足部。若患者同时存在髋关节和膝关节的畸形，首先要矫正髋和膝部的畸形，然后才能正确地制订足部畸形的手术方案。类风湿关节炎患者有足部病变后，由于疼痛、畸形会影响穿鞋，加上畸形的进行性加重，可能发生新的畸形，所以部分畸形的患者需得到矫形。该手术仅为对症治疗，不能制止类风湿关节炎病程的进展。

对类风湿关节炎患者肩、肘关节炎症，学者们主张在原发性受害关节破坏之前，应早期进行矫形术治疗，一旦关节遭受破坏，想恢复正常的功能几乎是不可能的；如早期进行手术，其他关节的功能可能会得到恢复。

## 人工关节究竟能使用多少年？

1891年，德国专家发明了人工髋关节置换术，最初使用的是象牙做成的股骨头置换髋关节。到20世纪40年代开始采用金属材料钴合金做髋关节的置换材料，普遍使用现代人工关节置换术始于70年代。人工关节置换技术的发展，使一些处于晚期关节严重破坏的类风湿关节炎患者有了希望，部分长期卧床不起的患者，通过手术重新获得了站立和行走功能，部分或完全恢复了生活自理能力，提高了生活质量。人工关节置换术作为一种成熟的治疗方法，已在国内外广泛被应用。

人工关节是一种复杂的工程制品，要能负荷体重和压力，应耐磨损，放入人体后不会引起炎症和过敏反应，不会致癌，无论对局部组织或全身，所用的材料应有良好的生物相容性，为患者服务终身。目前选用的材料，最广泛的有超高分子量聚乙烯钴铬钼或钛合金结构的人工关节，应用塑料–金属结构两种材料结合制成的人工关节，较金属–金属关节的耐磨性增强10倍以上。近年来有学者采用纯氧化铝陶瓷，虽有不少优点，但抗弯度极低，仅为金属的一半。更好的材料还在不断研究、探索之中。

目前常做的关节有髋、膝、肘、腕、指、趾等关节。类风湿关节炎患者的髋关节置换效果较好，一般10年优良率可达90%左右。膝关节置换的效果和髋关节置换相似。踝关节置换手术开展得不广泛，因假体松动发展较快。掌指及跖趾关节置换目前仍以硅酮假体应用较多，疗效也较确切，但假体松动、断裂、畸形复发等并发症仍较常见。肘、腕、肩关节为非负重关节，大多数患者通过滑膜切除术或其他矫形手术，以及其他各关节之间的运动代偿，不一定必须采用关节置换术。

目前人工关节假体按固定方式，大致可分为3类：①骨水泥固定型；②非骨水泥固定型；③混合固定型。这3种固定方式，各有其优缺点。

由于人工关节毕竟是货真价实的"假关节"，存在远期假体松动和感染等并发症，虽可采用返修术进行补救，但返修术难度远较初次手术复杂，且效果也不理想。

至于人工关节究竟能用多少年，这是患者极为关心的问题，患者总希望一刀下去一劳永逸。经过大量病例临床的观察，每种人工关节确切的使用时间很难回答，因为这不仅与材料、设计式样及表面的加工有关，而且还与患者本身情况、使用程度有关，一般说来，如能正常使用，有85%以上的患者可使用15年左右。越年轻、活动能力越强或体重越重的患者，人工关节越易磨损松动。因此希望患者维持理想体重、避免剧烈活动，以减少人工关节磨损及日后重新置换的机会。

通常来说，若无特殊情况，术后1天就鼓励患者在床上进行患肢肌肉锻炼，术后3~10天即可下床，以助行器或拐杖练习行走，并开始床边的康复运动。一般来说，术后3个月可逐渐恢复正常的日常活动。

## 什么是关节融合术？

关节融合术又称关节固定术，是一种缓解关节骨性强直的手术，可借以减轻疼痛，终止病变，或提供关节稳定。目前对肢体大关节做固定术比过去少了，主要是由于人工全关节置换术的成功，尤其是髋和膝关节的人工全关节置换。

关节融合术的手术方法有关节内、关节内和关节外与关节外3种。手术方法的选择应依据患者的年龄，被累及关节的病变和关节是否有明显畸形而定，目前最常用的关节固定术是关节内外同时固定的手术方法。

踝关节固定术因其疗效满意，比其他大关节固定术更常用，而全踝关节置换术的疗效并不能和其他关节置换术一样得到满意效果。

关节融合术适用于：①类风湿关节炎患者的关节病变已达晚期，破坏明显，但还没强直，而关节活动范围小于30°；②关节负重或工作时疼痛、不稳；③合并较重畸形、脱位和半脱位；④邻近关节功能还比较好；⑤患者的一般健康情况较好。

除施行以上所述的滑膜切除术、关节矫形术、人工关节置换术、关节融合术外，还可根据关节的具体情况进行关节清理术、关节囊切开术、肌腱延长术、截骨术、关节切除术等。

## 怎样处理手术后常见的问题？

类风湿关节炎患者病变关节手术后，并不都是一帆风顺，有些患者还会出现这样或那样的一些问题，需要医生、护士、患者、家属正确对待，及时处理，不断努力，才能达到预期的效果，使患者早日康复。

因类风湿关节炎患者长期服用非甾体抗炎药，一般胃肠道黏膜均有不同程度的损害，有些患者还并发了溃疡病。手术前患者容易精神紧张，或大量使用激素，以及手术创伤等因素，术后很容易诱发应激性溃疡，表现为大便呈柏油样，甚至呕吐咖啡样胃内容物。这时应立即禁食，施行胃肠减压，用冰盐水洗胃，必要时需进行胃镜下烧灼止血。因此，对有溃疡病史的类风湿关节炎患者，手术前、中、后应常规静脉使用西咪替丁等药物，以防患于未然。

有激素服用史的患者，应在手术前后和手术时适当使用氢化可的松，同时加大抗生素的用量，以防感染。

有些类风湿关节炎患者因长期屈膝畸形，经后关节囊松解矫正后，可出现肢体严重肿胀，个别患者下肢静脉回流障碍，并可出现皮肤水疱，可采用足底静脉泵促进血液循环。这种方法不仅可以预防深静脉血栓形成，而且有利于伤口的愈合。若常规使用足底静脉泵的情况下仍出现严重的肢体肿胀，同时有发热、淋巴结肿大及肢体压痛等症状，应首先考虑是深静脉血栓形成，除加大抗生素用量或改用新抗生素外，还应口服阿司匹林，皮下应用低分子肝素（速避凝），静脉滴注低分子右旋糖酐等药物，必要时还应进行血管造影或核素扫描，以判断血栓的部位及范围，便于进一步采取治疗措施。

术后康复锻炼是一种不可缺少的治疗手段，它对手术后功能的恢复，以及减少并发症能起到很好的作用。体疗师、康复医生或手术医师必须指导患者进行康复锻炼。类风湿关节炎患者术后康复锻炼的目的在于能增强肌肉力量、改善关节活动、提高关节功能，最大限度地提高手术效果，预防并治疗某些手术并发症，如减少粘连和水肿、防止肺炎和褥疮等，并且能激发患者的生活热情。

对于手术患者，支具用于保持手术后的矫正位置。有些是动态支具，用于辅助关节活动及肌肉力量的恢复，如膝关节支架可允许屈伸运动，但限制侧方运动，这对术中进行侧副韧带修复的患者将有很大帮助。在下肢，最常用的支具有拐杖、步行架、前臂手杖等，其作用是保护并帮助软弱的肌肉，支持行走，防止摔倒，减少下肢负重；对于人工关节置换术后的患者，持拐还有助于维护骨-骨水泥界面稳定性，减少晚期松动。

# 如何应用物理因子治疗（电疗）？

目前，治疗类风湿关节炎主要采用药物治疗、物理因子治疗和康复训练。由于物理因子对类风湿关节炎治疗具有作用直接、疗效快及无不良反应等优点，正确使用具有较好的疗效，因而，在临床上应用也较广泛。选择不同的物理因子，对疾病过程的影响是不同的，因此，在类风湿关节炎病程的不同时期，正确选择不同的物理因子治疗，是取得明显疗效的关键。

在类风湿关节炎早期，主要达到消炎、退肿、止痛的目的，可用：

（1）紫外线治疗：采用红斑量紫外线照射，即紫外线照射后，经2~6小时皮肤出现潮红斑，12~16小时达高峰，1~2日逐渐消退。红斑反应具有消炎、退肿、止痛等作用。1个关节的照射可每日或隔日1次，多个关节可交替进行。

（2）槽浴水杨酸离子导入疗法：浴水含1%水杨酸钠，接阴极，根据患病关节的情况，可采用单槽、双槽、四槽浴，每日1次，每次15~20分钟，20次为1个疗程，有消肿、止痛作用。

（3）直流电醋离子导入疗法：用10ml醋均匀地洒在作用的极布导子上，放在患处关节上，接阴极，每日或隔日1次，20次为1个疗程。能消炎、退肿。

当类风湿关节炎已有软骨和骨的破坏时，目的在于改善骨、软骨的营养，预防关节强直，应该用如下方法。

（1）中波电疗法：采用高频电流治疗，每次20~30分钟，10~20次为1个疗程。主要是热作用，它不仅作用于浅组织，而且对深部组织也产生温热作用，可使感觉神经兴奋性降低而产生镇静作用，并可扩张血管，改善血液循环，降低肌肉紧张度，从而产生良好的解痉、止痛作用，并有营养骨和软骨的作用。

（2）短波微波疗法：属高频电疗，每次20~30分钟，10~20次1个疗程。这种疗法能深部透热，改善血液循环，增加新陈代谢，促进关节病理代谢产物的消散，有解痉、止痛、消炎效果，有利于骨和软骨的营养。

（3）音频电疗法：每日1次，每次20分钟，20次为1个疗程，具有消炎、镇痛、松解组织作用，并能促进局部血液循环，改善骨及软骨营养。

（4）超声波疗法：这是一种利用不能引起正常人听觉反应的机械震动波作用于人体的治疗方法。超声波具有温热和微细的按摩作用，能改善关节局部血液和淋巴循环，增强物质代谢，减少渗出，并使组织松解。每日1次，每次5~15分钟，20次为1个疗程。

（5）直流电碘化钾离子透入：碘离子可起到消炎、解除粘连等作用，有利于关节功能恢复，防止关节强直。每日或隔日1次，20次为1个疗程。

当类风湿关节炎患者关节已强直时，可选用下列方法。

（1）超声波疗法：用较大剂量超声波，对强直关节有一定作用。

（2）音频电疗及碘化钾离子透入：仍可应用，但疗程应延长。

在进行物理因子治疗时，应坚持较长时间才能有一定疗效，而且它仅作为类风湿关节炎综合治疗中的一部分。因此，应继续应用药物、体疗等方法进行综合治疗，才能取得较满意的效果。

## 水疗法有何作用？

我国是世界上最早利用矿泉治疗疾病的国家，古代《史记》中就有这样的记载："神农尝百草之滋味，水泉之甘苦，令民知所避就，一日而遇七十毒……"李时珍在《本草纲目》中将矿泉分为热泉、冷泉、甘泉、酸泉和苦泉。近代将矿泉分为冷泉（低于25℃）、温泉（25~37℃）、高温泉（37~42℃）和高热泉（42~100℃以上）；按化学成分可分为氡泉、碳酸泉、硫化氢泉、碳酸氢钠泉、碳酸氢钙泉、硫酸钠泉、硫酸钙泉、硫酸镁泉、氯化钠泉、铁泉、碘泉、溴泉、硅酸泉和单纯温泉等。

不同种类的矿泉，其物理和化学性质不同，各有其特性，不同性质的矿泉所主治的疾病也不一样。矿泉水中的化学物质、温热、静水压力、浮力、水微粒的按摩作用，可以起到改善微循环、镇静、镇痛、松弛肌肉、消肿等作用。同时，患者可利用在水中易活动的特点，对关节进行适当锻炼，以利改善关节功能。对类风湿关节炎和风湿性关节炎的急性期疗效较差，有时反而会使症状加重；对亚急性期和慢性期却较好。据西医学研究证明，其作用主要有8个方面：①抗变态反应作用；②抗菌消炎作用；③激活结缔组织细胞；④激活垂体、肾上腺皮质和性腺系统；⑤调整自主神经功能；⑥改善末梢循环系统；⑦纠正各种代谢异常；⑧防止关节强直，恢复肌肉功能。矿泉水浴的水温以40~41℃为宜，以患者有微热感，心不慌、头不晕，前额部微出汗和感觉舒适为度。矿泉浴每次15分钟左右，每日1次，连续6天后休息1天，15次后休息1周，全疗程为30次。一般应治疗2~3个疗程，2个疗程需间隔1~2周。

## 药浴应注意哪些问题？

在没有矿泉的地方，可因陋就简，采用药浴。药浴就是在浴水中放入一些中药或西药，以收治疗保健之功。从医学上来看，洗澡本身就能促进血液循环。洗澡时，汗毛孔开放，呼吸加快，加入浴水中的中草药成分，通过开放的皮肤毛孔被吸收；一些挥发性药物的分子，通过呼吸道吸入，可以达到健身和治病的目的。

早在3000多年以前，我国人民就懂得药浴的作用。古代宫廷中常用麝香、沉香或其他中药配伍煎汤倒入浴水中进行香汤沐浴，借以醒脑提神、消除疲劳。民间常用菖蒲、艾叶等煎水给小孩浴身，以达到防疫、保健作用。

用中药煎汤沐浴时，一般先将中药装入布袋，放在冷水中浸泡2~3小时，再煎1小时左右，将所得的药液倒进浴水中。根据疾病的不同，可应用不同的药物。上海光华医院在药浴中使用老鹳草、五加皮、伸筋草等具有祛风湿、舒筋、活络的中药，保持水温在40℃左右，隔日1次，每次20分钟，10次为1个疗程，用来治疗类风湿关节炎、强直性脊柱炎、风湿性关节炎等。经过10余年对几千名患者的临床观察，经2~3个疗程后，能使患者的关节肿胀、疼痛普遍得到减轻，关节活动获得改善。这种简单易行的疗法，深受患者欢迎。

药浴时应注意：饭后不宜立刻进行，以防低血糖休克或影响消化功能；有高血压和心血管病者，药浴时间不宜过长，以防昏倒；有急性传染病、妊娠或妇女月经期不宜进行；年老体弱者应有医护人员或家属协助照料，以防不测。

## 常用浴疗法还有哪些？

涡流浴又称漩涡浴，以涡漩水流治疗疾病的方法称为涡流浴疗法。涡流浴分上肢用、下肢用和全身用3种。通过加压的涡流喷射于人体，达到机械刺激和按摩的作用，以改善局部的血液循环，减轻水肿，防止和减轻关节畸形及肌肉萎缩，并且有较好的镇痛作用。

电水浴是以水作为电的导体，使电流作用于人体的治疗方法。它除了具有直流电的作用外，还具有水温、水压和水浮力的作用。若在水中再加入一些药物，则更胜一筹，可直接导入体内。因此，它具有直流电疗、水疗和药物离子导入的综合作用。

温热浴疗法是将浴水加温至38~40℃，以作为治疗疾病的方法。由于水的比热大、热容量大、导热性能强，因此温热浴可以改善血液循环，促进炎症的消散，提高新陈代谢，缓解肌肉痉挛，减轻疼痛，有利于病变肢体的运动和功能改善。

由于水疗法取材方便，操作简单，安全可靠，且不需要复杂的医疗设备，所以患者可在家庭中进行温热浴、药浴等。

## 何谓中药熏蒸疗法？

顾名思义，熏蒸疗法包括熏法和蒸法。熏法是将一定的药物燃烧，借用烟雾中所含的药物气味和热气，祛除风寒湿邪、促进气血运行以治疗疾病的方法；蒸法是借用煎煮一定的药物时所产生的药力和温热之气，温通经络、祛除外邪、活血化瘀以治疗疾病的方法。熏法和蒸法都是中医康复治疗风湿痹痛方法之一，但从目前临床上看，熏法已极少应用，因此所谓熏蒸疗法实际上仅指蒸法而言。

在进行熏蒸疗法时，应先设置一专用保温房间，里面放置一张便于药物加温熏蒸的专用床，患者只需将患病部位暴露，以热气熏蒸即可。一般每日熏蒸1~2次，每次30~40分钟，一般2~4周为1个疗程。

熏蒸疗法所用药物要根据病情而定，若为风寒湿痹，即患者有关节疼痛、拘急、恶风怕冷者，可选用羌活、独活、防风、桑枝、木瓜、川草乌、当归、川芎、鸡血藤、桂枝、细辛等煎煮熏蒸。熏蒸时病变部位要微微出汗，熏蒸后要注意保暖；若兼见热象者，可用忍冬藤、赤芍、牡丹皮、泽兰、老鹳草、薄荷等煎煮熏蒸。

熏蒸时要注意观察患者的变化，以微微汗出为佳。切忌汗出过多，以免引起不良后果。

## 怎样应用石蜡疗法？

石蜡疗法可用刷蜡法、浸蜡法、蜡饼法等数种方法。每日或隔日1次，每次30分钟，10~20次为1个疗程。石蜡疗法可在医院、疗养院等处进行，也可以在家中使用。买500g医用蜡，它是从石油中蒸馏出来的一种高分子的碳氢化合物，其熔点在50~56℃，具有黏稠性高、可塑性强、延展性大及不具有热对流等特点。将它放在铝制或搪瓷茶盘内，用小火使蜡完全熔化，然后让它冷却。为了使蜡块表层与底层同时凝固，可以往盘内加些冷水，水比蜡重，沉入盘底。等到表层与底层的蜡将要凝固时，把水倒掉擦干，在桌上或床上铺一块塑料或橡皮布，把蜡块倒在布上，并裹在需要治疗的部位，外用毛毯保温30~60分钟，然后把石蜡剥下，可反复使用。

石蜡疗法的透热作用可深达皮下组织0.2~1cm，且热容量很大，导热性小，即使温度高达60~75℃也不会烫伤皮肤，它散热慢，保温时间长，可达2~8小时。蜡疗后，局部小血管扩张，可以改善血液循环、代谢和缓解肌肉痉挛。随着局部涂敷石蜡温度的下降，体积可逐渐缩小10%左右。因此，蜡疗对局部又有柔和的机械压迫作用，从而防止组织内淋巴液和血液渗出，对关节具有消炎、止痛和消肿作用；对类风湿关节炎慢性期有较好的疗效。

## 泥疗法是怎么一回事？

泥疗法有矿泉泥、海泥、淤泥、人工泥等方法，患者仰卧于矿泉泥池内或使用泥浆浴、泥饼敷裹，以达到消炎、解痉、消肿、止痛的作用。泥疗法除了具有石蜡疗法的温热和机械作用外，同时还含有某些有机物、微量元素等而具有化学作用。在治疗过程中，这类物质可部分地被皮肤吸收，从而对局部或全身产生某些化学治疗作用，如增加细胞活力、刺激组织再生等。

凡伴有高血压、心血管病代偿功能障碍或伴有发热者，不可应用泥疗。在治疗过程中，特别是全身泥浴治疗时，要注意患者的变化，如出现大量出汗、头晕、心悸、恶心、呕吐等，应立即停止治疗。

## 沙疗有哪些作用？

我国新疆吐鲁番，素以"火州"著称，是个在火焰山环抱中的戈壁沙漠盆地。这里每年盛夏气温持续高达50℃左右，而那一座座黄灿灿的沙丘，沙温一般在60℃左右，最高时竟超过70℃。这一奇特的地理气候环境，使当地维吾尔族人民早就开始用埋沙来治疗疾病。1972年，吐鲁番地区专门建立了"沙疗所"，每年盛夏时节，新疆和全国各地的患者都纷纷慕名而至。沙疗所四周的沙丘上，远远看去就如同海滨的沙滩，到处可见五颜六色的遮阳小帐篷，成为当地一道独特的风景线。

其实，沙疗是利用海沙、河沙或沙漠之沙作为介体，向身体传热或按摩，以达到治病目的的一种方法。我国古时就有文献记载：唐代医学家孙思邈所著《千金要方》中有"上下有沙，但出鼻、口、耳，沙冷湿即易"的记述；《本草拾遗》所言更详："六月河中诸沙热，主风湿顽痹不仁，筋骨挛缩，脚痛冷，风掣瘫痪，血脉断绝。取干沙日曝令极热，伏坐其中，冷则更易之。取热彻通汗，然后随病进药及食，忌风劳役。"

沙疗的奥秘何在？原来它是通过沙的机械压力使热量向人体深部组织传导，从而起到扩张末梢血管，加快血流，改善患病部位的新陈代谢，活跃网状内皮系统的作用。有的沙里面有含量很高的磁铁矿，加上气候的干热、高温、充足的红外线，灼热的细纱具有日光浴、热疗、磁疗、按摩疗法等多种功能。

沙疗对于类风湿关节炎患者有较好的治疗效果，它不仅能减轻关节炎症、改善关节功能，还可增强体质，改善全身情况。在沙疗医师指导下，将患病部位埋入厚10cm以上的沙层中，每天或隔天1次，每次30~60分钟，每15~20次为1个疗程。治疗后可进行温水浴，并休息20~30分钟。

凡年老体弱、幼童、孕妇、妇女月经期，或有肺、心、肾等严重病变者，以及急性发作期的患者，均不宜沙疗。

## 何谓磁疗法？

磁疗法在我国可谓历史悠久，早在秦汉时期，人们就开始用天然的磁石治病。在《神农本草经》中就有记载："磁石味辛酸寒，主治周痹风湿、肢节肿痛、不可持物。"近年来，随着医学科学的发展，创造出不少磁疗器械，如磁针法、磁电法、直流电磁疗、旋转磁疗法、交变磁疗法等。因磁疗使用方法简单，安全可靠，无损伤，无痛苦，已被广泛地应用于临床，深受广大患者欢迎。

因磁场能改善血液循环和组织营养，降低末梢神经的兴奋性，促使致病物质的分解和转化，从而具有镇痛作用；磁场可以加强局部的血液循环，改善组织的通透性，有利于炎症的消散和渗出物的吸收，具有消肿作用。同时，磁场还能提高机体的非特异性免疫功能，改变患者的全身状态，提高对疾病的抵抗能力，抑制和防止疾病的复发。

磁疗法的剂量要根据患者的年龄、身体状况、病情、治疗部位等具体情况决定。磁场的强度一般分为三级：在0.05T（特斯拉）以下者为小剂量；0.05~0.15T为中等剂量；0.15T以上者为大剂量。老年体弱者，一般宜从小剂量开始，如疗效不明显而无明显不良反应时，可适当加大磁场强度。磁疗法的时间、疗程也需根据患者具体情况而定。

在家里进行磁疗，最常用的是磁片贴敷法。这种方法最容易掌握，只要选择合适磁场强度的磁片，用胶布固定在治疗部位或一定的穴位上即可。若对磁片过敏，可在磁片下衬以薄纸，再用胶布固定。一般磁片贴敷法可连续进行5~6天，取下休息1~2天再贴，3~4周为1个疗程。贴敷磁疗时，其不良反应大多在2天内出现，有恶心、呕吐、心慌、一时性呼吸困难、头晕、嗜睡、乏力、低热等。轻者可对症治疗，重者需停止磁疗。

## 激光治疗效果如何？

激光是从20世纪60年代才兴起的一门新技术，在20世纪70年代前后又逐渐被应用于医学，形成了一门新的边缘科学——激光医学。

激光，是把某些具有特定性能的物质，放在振荡器里，在外加能源的激发下，发射出来的一束高强度的光。医疗用的激光，目前有二氧化碳激光器、氦-氖激光器、氦-镉激光器、氩激光器、红宝石激光器等。

激光比灯光、日光等普通光源能量密度大，发散度小，容易聚焦，可以精确地控制它的功率及照射时间。不管多么强烈的普通光源，连一块薄薄的木板都透不过，可是碰上激光，连钢板都能穿过，即使像金刚石那样坚硬的物质，在激光的照射之下，也会化作一缕青烟。

特定波长的激光，有消炎、镇痛、舒张血管等作用，适用于类风湿关节炎的急性期。一般每日1次，每次5~15分钟，10~30次为1个疗程。有学者用激光治疗30例类风湿关节炎患者，经过20~30次辐照治疗，患者好转的占43.3％，并有血沉下降表现。治疗时，激光束从几个方面按顺序地照射患部，照射1个月后统计表明，几乎有一半患者受损关节的炎症消失，90%的患者关节疼痛减轻，变得比较灵活，可以使关节的炎症暂时停止发展。激光治疗作用可维持1年左右，以后可以重复治疗；在疾病的早期阶段，激光治疗的作用能够防止病变的发展。但骨性强直的第4期类风湿关节炎患者不适宜进行激光治疗。

## 什么叫作业疗法？

作业疗法可以帮助患者最大限度地恢复、改善和增强生活、学习及劳动能力，可以改善患者的精神状态，在精神和心理上得到康复，以最佳状态回归社会和家庭。作业疗法如下。

（1）职业技能训练：根据患者的身体功能状态、兴趣爱好、技能、专长、就业的可能性及原来的工作情况进行综合考虑，以制订切实可行的训练计划。

（2）工艺制作训练：利用编织、绘画、书写、泥塑、雕刻、木工等制造各种工艺品、艺术品的手工操作训练，对身心均有治疗价值，它既可以增加上肢肌力及关节活动范围，又能训练手的技巧性、灵活性，以及操作的准确性，同时还可以转移患者对疾病的注意力，改变精神状态。

（3）日常生活活动训练：包括移动动作、饮食、更衣、整容、入浴、个人卫生、如厕动作等的训练，达到最大限度地提高患者的独立生活能力。

日常生活动作的训练要循序渐进，不可操之过急，要给患者以充分完成动作的时间，并努力创造训练的机会。特别在最初训练时，医务人员或家属可给予一定程度的辅助，帮助患者完成某些本人难以独立完成的动作。要多给予指导，少给以辅助，尽量让患者独立完成动作，如指导患者：四指并拢，稍屈曲，指端仅稍用力压按，手腕完全伸直，用前臂承受腕的重量；用手掌托持壶柄倒水，手腕及指关节负担均可减轻；将毛巾套在水龙头上，顺拇指方向拧转，可防止腕关节过度偏曲。

（4）家政活动训练：包括烹调、洗熨衣服、家电的使用、打扫卫生、养育子女、上街购物、必要的社交活动等。具体实施时，要根据患者的功能障碍程度、家庭状况、生活条件等具体情况而定，如并拢四指，掌指关节稍屈曲，手掌紧贴在瓶盖上，用臂力旋转瓶盖，双手指关节、腕关节所承受的负担较小；向拇指方向抹桌等。

## 针灸治疗有哪些帮助？

针灸疗法是中医学起源最早的疗法之一，是劳动人民在生活过程中与疾病做斗争的经验积累。中医治疗疾病的方式，大体说来不外乎内治与外治两类，针灸就是外治类的一种。它应用针刺和艾灸的方法，通过腧穴的作用，促使经络通畅、气血调和，从而达到祛除疾病、恢复健康的目的。

治疗类风湿关节炎，可以患部与循经取穴为主，也可采用阿是穴（疼痛点）。行痹和热痹用毫针泻法浅刺，并可用皮肤梅花针叩刺。痛痹多用艾灸或深刺留针，疼痛剧烈的可用隔姜灸。着痹需针与灸并用，或兼用温针、梅花针和拔罐法。

取穴应根据类风湿关节炎病变部位选择：①肩部：肩髃、肩髎、臑俞。②肘部：曲池、合谷、天井、外关、尺泽。③腕部：阳池、外关、阳溪、腕骨。④背脊：水沟、身柱、腰阳关。⑤髋部：环跳、居髎、悬钟。⑥股部：秩边、承扶、阳陵泉。⑦膝部：犊鼻、梁丘、阳陵泉、膝阳关。⑧踝部：申脉、照海、昆仑、丘墟。行痹加膈俞、血海；痛痹加肾俞、关元；着痹加足三里、商丘；热痹加大椎、曲池。

上述各部位处方，主要根据病变部位的经络循行部位选穴，以疏通经络气血的闭滞，使营卫调和，风寒湿三气无所依附，而痹痛得解。病在皮肤肌肉应当浅刺，病在筋骨应当深刺并留针，以便随症情变化，给予不同的治疗手法。

膈俞、血海有活血、养血之功，以治行痹，取血行风自灭之意。至于痛痹久延，阳气衰惫，配关元、肾俞，以益火之源，振奋阳气而祛散寒邪。着痹取商丘、足三里，是因水湿停留，必先由中土不运，脾属土，且主四肢，故运脾为治湿之本，以健运脾胃而化湿之意。大椎、曲池有清热解表之效，故用以治疗热痹。针灸疗法可每日或隔日1次，每15次为1个疗程。

灸法对大多数类风湿关节炎患者更为相宜，通过温热刺激，起到行气通络、活血逐瘀的作用。灸法有多种：瘢痕灸又称化脓灸，先用大蒜汁涂敷，再放置艾炷直接灸，使皮肤灼伤，起泡化脓，比较适用于顽固性类风湿关节炎患者。隔姜灸、隔蒜灸等也常用于治疗类风湿关节炎。

针灸治疗类风湿关节炎具有消炎镇痛作用，据西医学研究，其机制可能与亮氨酸脑啡肽升高，调节自由基代谢有关，同时发现针灸治疗能使血沉明显下降，类风湿因子滴度下降，可能还有免疫调节作用。

## 梅花针在治疗中有何作用？

梅花针是一种皮肤针，又叫作七星针，是一种多针尖的刺具，常用5~7枚针集成一束，或嵌于莲蓬状针盘上。

梅花针的用法也和上述的针灸疗法类似，有循经打刺和重点穴位打刺2种。循经打刺是沿经络走行，由肢体远端向近端，或由近端向远端。打刺后，在皮肤上可出现和经络走行一致的红线（皮肤小出血点）。重点穴位打刺是在受累关节周围的有关穴位，包括阿是穴（一般为疼痛最严重或最敏感的点），进行重点打刺。譬如在膝关节，可先循足阳明胃经和足太阴脾经打刺，以后再重点打刺梁丘、犊鼻、阳陵泉、膝阳关和阿是穴。再如上肢关节痛，可先循手太阴经、手厥阴经、手少阴经、手阳明经、手少阳、手太阳经打刺，以后再重点打刺肩髃、肩髎、曲池、合谷、外关、尺泽、阳关等穴位。

自局部消毒后，手握针柄，运用腕力，在应叩刺部位上，以针尖在皮肤上垂直上下叩打，叩刺要准确，强度要均匀。叩刺强度有轻、重之分：轻者用力较小，以皮肤呈现红润、充血为度；重者着力较重，以皮肤微微出血为度。每日或隔日1次，每15次为1个疗程。

梅花针治疗类风湿关节炎有一定的止痛作用，但一般适用于病情较轻及慢性类风湿关节炎的患者，急性炎症期不适宜用梅花针叩刺。运用梅花针治疗，主要是使病变组织充血、发热，在血管扩张的同时，达到改善局部血液循环，促进损伤组织修复的目的。不断轻微地叩刺，可以缓和地刺激神经末梢，改善其调节功能，减轻关节炎症引起的强烈疼痛感。

## 耳针疗法在治疗中有哪些作用？

耳针疗法是用针刺或其他方法刺激耳朵上的穴位来防治疾病的一种方法。用耳针疗法来治病，可谓历史悠久，我国现存最早的医学著作《黄帝内经》中就有利用耳部变化来诊断疾病的记载，以后历代许多医学著作都进一步记述了刺激耳部有关部位可以防治疾病的方法。

在耳朵上有许多穴位，它们是人体各个器官系统在耳廓上的投射区。这些投射区如果以其相应的组织器官名称来命名，它们在耳廓上的分布恰似整体一个缩影或倒置的胎儿。一般来说，头面部的投射区在耳垂，上肢在耳舟（耳朵的外缘为耳轮，其内的凹陷处即为耳舟），躯干和下肢的投射区在对耳轮和对耳轮上脚和下脚（对耳轮在耳舟内侧的隆起部位），内脏的投射区多集中在耳甲艇（外耳道口附近的凹陷处）和耳甲腔。

当人体某一部位有病变时，往往在耳廓上的一定部位出现反应，常表现为压痛明显，或电阻变低，或有变色变形，这种反应点称为耳穴。由于耳穴病理反应与疾病过程的关系，可以通过耳针疗法来达到防治的目的。

主穴取病变的对应耳区，配穴取与疾病有关的其他耳区，在选用的耳区内寻找反应点，如压痛点、低电阻点等。用75％乙醇，或先用2％碘酊，后用75％乙醇脱碘加以消毒，然后选用0.5寸短柄毫针，或用皮内针、电针、穴位注射、压豆等刺激方法。一般可留针30分钟，每日或隔日1次。

应注意：①严格消毒，预防感染，有皮肤损害处禁止针刺、压豆等刺激。②妊娠2~5个月最好不要针刺，尤其对习惯性流产的孕妇不用耳针；

怀孕5~9个月最好不取子宫、卵巢、内分泌、腰骶椎、腹等穴位，以免引起流产或小产。③高血压、动脉硬化的老年患者，针刺前后要适当休息。

类风湿关节炎患者治疗时一般选用耳舟区5穴：指、腕、肘、肩、锁骨；对耳轮上脚5穴：趾、踝、跟、膝、髋；对耳轮下脚3穴：臀、坐骨神经、交感；对耳轮体6穴：颈椎、胸椎、腰骶椎、颈、胸、腹。

耳针疗法能够改善类风湿关节炎患者关节肿痛，可作为综合治疗类风湿关节炎中的一种治疗方法。

# 穴位注射治疗类风湿关节炎有哪些优点？

穴位注射是用一定的药物注射到人体穴位里治疗疾病的一种方法。它是在中医学针灸疗法基础上发展起来的，具有针刺和药物的双重作用。该疗法有以下优点。

（1）具有针刺、注射药物对穴位刺激及药理作用的综合效能。

（2）减少了针刺留针时间，并且一般患者在穴位注射后即可随意活动。

（3）穴位注射后，机体吸收需要一定时间，可在穴位内维持较长时间的刺激。

（4）由于穴位注射的药物用量一般比常规量小，所以减少了某些药物的不良反应。

穴位的选择和针灸取穴相同，可取肩髃、曲池、臂中、合谷、环跳、足三里等为主穴。根据不同部位的关节肿痛，再取配穴，如指关节肿痛可选用八邪；腕关节肿痛，选用阳溪、大陵；肘关节痛取曲泽；肩关节痛取肩髎，髋关节痛取风市；膝关节痛取膝眼；脊柱痛取华佗夹脊（华佗夹脊穴在第1胸椎棘突下至第5腰椎棘突下，每椎棘突下旁开5分处，计17对，共34穴）。哪几个脊椎痛，就在哪几个脊椎旁注射药液，一般每次取2~8穴，隔日注射1次，10次为1个疗程。根据病情，可进行几个疗程，2个疗程之间应该间歇1~2周，这样疗效会更好些，每个疗程最好固定注射几个穴位。

## 穴位注射应注意些什么？

穴位注射的药物应根据不同的疾病选用不同的药物，如青霉素、链霉素、中药制剂、普鲁卡因、维生素等，一般能用来肌内注射的药物都可以选用。但肌内注射时刺激较厉害、疼痛较剧的药物，穴位注射时患者也会因疼痛而不能忍受，需特别加以注意。像青霉素等需先做过敏试验的药物，在应用前，也需要按常规做试验后才可使用。药物的用量应根据患者具体情况来决定。

穴位注射时，需准备2ml或5ml的消毒注射器1副，5.5~6号大小的针头或口腔科用的5号针头均可。注射环跳穴时，因较深，需用较长的针，可用做腰椎穿刺用的针。穴位选定后，在局部先用75%乙醇消毒皮肤，然后将抽好药液的注射器针头在穴位上迅速刺入皮下。通过皮下后，针尖应保持一定方向，慢慢深入，当患者有酸胀等感应时，可将针芯回抽一下，看看有无回血，如有回血，就要把针头退出一些，或再刺深一些，或略改变一下针头的角度，待无回血后，才可注入药液。一般每个穴位可注射药液0.5~2ml，注完后迅速拔针，不需留针。穴位注射过程中，也应注意勿将药物注入关节腔内。

30余年来，对几千例类风湿关节炎患者应用复方当归、骨宁、雷公藤、威灵仙等药物进行穴位注射的密切观察表明，从注射至第5次起，大多数患者可出现关节肿痛有所减轻的效果。这种治疗比肌内注射同样的药物收效快，深受患者的欢迎。

## 熨敷疗法有哪些作用？

熨敷疗法是将一定的中草药加热后，直接敷于患部或某些穴位上，以康复治疗某些疾病的方法。该法综合了药物、穴位以及温热的治疗作用，可温经通脉、畅通气血、补虚祛邪。

在类风湿关节炎患者中，凡有四肢关节疼痛，且伴有肢冷畏寒等现象者，均可应用。临床可以川草乌、附子、桂枝、川椒、川芎、牛膝、鸡血藤、当归等药物组方加工，配合电热药疗器应用。清代龚廷贤在《寿世保元》中记载的御寒膏，能温阳祛寒、活血通络，是治疗风寒湿痹痛的热熨疗法之一，可参考应用：生姜400g取汁，加入牛膝90g，煮沸；另以乳香、没药末各4.5g，铜勺内煎化移于煎剂内，搅匀成膏状，贴敷于患处，外以皮纸覆盖，热熨斗熨之。每日热敷1~2次，5~7日后将药膏揭下。

使用中应注意：熨敷疗法应以患处仅感微热为宜，以免烫伤。

## 火罐疗法有哪些作用？

火罐疗法又称吸筒疗法，俗名拔火罐。远至公元281~361年间，晋代葛洪所著之《肘后方》中载有角法；公元752年，唐代王焘所著之《外台秘要》中有竹筒治病的记载。初起多用于外科，将患处刺破，用牛角筒吸之，以排脓为目的，后来它的应用范围逐渐从外科痈肿扩大到风寒痹痛、虚痨喘息等外感内伤疾患；至于器具质地方面，也由牛角逐步改为竹罐、陶罐、玻璃罐。以罐筒为工具，利用火燃排除罐内空气，产生负压，使罐吸附于施术部位，造成皮肤瘀血现象。火罐疗法简单易行，有一定疏通经络和止痛解痉作用。

火罐疗法是民间常用的一种简单治疗方法，和热敷、刮痧有相似的作用机制，可祛寒、疏通经络、逐瘀、刺激穴位从而达到治疗的目的。从西医学观点来看，由于负压造成局部组织微血管出血，清除了病变部位的某些炎症物质，改善了局部的血液循环。负压的良性刺激作用于神经末梢，可以改变大脑皮质上优势灶，中断病变组织向大脑皮质传送劣性刺激，促进了局部组织代谢，帮助组织修复。在一吸一放的过程中，具有按摩组织的作用。对于类风湿关节炎患者来说，火罐疗法可作为一种辅助治疗措施，特别在关节周围及相关穴位上拔火罐，可以产生抗炎、止痛、改善关节功能的效果。

具体使用方法：将酒精棉球点燃后投入罐中，然后迅速将火罐罩于施术部位上。一般10分钟左右即可起罐，如用玻璃罐，则"透明度较高"，当看到皮肤呈红紫色即可。起罐时只需一手持罐向一侧倾斜，另一手用指尖按压罐口皮肤，使空气进入罐内，便可自行脱下。隔日1次，10次为1个疗程。

当患有出血性和水肿疾病，或在大血管部位、孕妇腰腹部、心搏动处，眼、耳、口、鼻等均不宜拔火罐。在肌肉瘦削、骨骼高低不平及毛发过多处也不宜使用。类风湿关节炎处于急性期，关节肿痛明显者宜暂缓。拔罐后，如皮肤有损伤，应涂些玉红膏，覆上纱布，用胶布固定，防止化脓。

## 推拿有哪些作用？

推拿又称按摩，是一种不用任何药物和医疗器械，全凭医者双手在患者体表运用各种治疗动作，就能治好疾病的疗法。这种疗法起源很早，在《素问·血气形志篇》中就有"形数惊恐，经络不通，病生于不仁，治之以按摩醪药"的记载。从汉唐的史籍上看，有关按摩的著作也有不少，且隋唐两代的太医院都设有按摩专科，足见它是有理论基础与实践价值的一种治疗方法。

对于类风湿关节炎患者，推拿有以下一些作用。

（1）因类风湿关节炎不但会引起肌肉萎缩，还可引起皮肤萎缩、变薄，尤其是长期服用糖皮质激素的患者。推拿能改善肌肉、皮肤的血液和淋巴液的循环，以增加肌肉、皮肤的营养供给和消除水肿，从而避免或减轻肌肉和皮肤萎缩。这种手法，应以按捏肌肉和摩擦皮肤为主，从肢体远端向肢体近端循序渐进。

（2）缓解肌肉痉挛：应按痉挛肌肉的走行方向，沿其纵轴，用两手掌自肌肉中点向相反的两个方向按压，以舒展痉挛紧张的肌肉纤维。

（3）松解肌肉粘连：可用手指横向捏住粘连的肌肉，向横的方向滚动。

（4）松解关节囊、韧带的挛缩和粘连：可用手指按关节囊和韧带纤维的走行方向，进行纵向延伸和横向滚动的推拿，以伸长挛缩的关节和韧带，并减少其粘连。

（5）增加关节活动幅度：这种手法必须十分轻柔，千万不可使用暴力，急于求成。因受累关节的骨端疏松，韧带脆弱，用力过大时会造成骨折或韧带损伤，反而加重关节的损害。手法力量的标准，应以按摩时基本不痛，按摩后不肿为原则。

最好的办法是应了一句成语——顺水推舟，以肘关节为例，先嘱患者尽量屈肘，等患者将肘关节屈至最大限度时，推拿者再顺势把前臂推向上臂，以增加一些屈曲角度。同样，待患者将肘关节伸到最大限度时，再顺势将前臂拉开一些，以增加伸直的角度。

穴位推拿有着重要意义，按压上肢的缺盆、极泉、曲池、合谷和下肢的环跳、委中、承山等穴位，可使患处痛觉减轻、肌肉放松、血液循环改善，可作为正式推拿前的准备手法。

## 成人斯蒂尔病应如何治疗？

成人斯蒂尔病的治疗主要包括非甾体抗炎药、糖皮质激素、慢作用药物及生物制剂等。

（1）非甾体抗炎药：能控制发热，减轻全身症状和关节炎症，对部分患者能取得较好疗效，但不能完全控制多数患者的高热和皮疹，且易引起胃肠道反应及肝脏损害等不良反应。可选用尼美舒利、美洛昔康、双氯芬酸、布洛芬、阿西美辛、阿司匹林、吲哚美辛等。

（2）糖皮质激素：当非甾体抗炎药疗效不佳或出现严重并发症时，可加用或改用糖皮质激素。多数患者应用泼尼松的剂量需每日每千克体重1~2mg，足量的糖皮质激素可在第2天或1周内控制发热、皮疹和关节痛等症状，但实验室指标的恢复常需要较长时间。待症状消失及实验室指标正常后，可开始缓慢减少泼尼松的剂量，直至用有效的小剂量维持一段较长时间。必要时治疗初期可用氢化可的松静脉滴注，待病情稳定后再换成口服制剂。

（3）慢作用药物：用激素后仍不能控制发热，或激素减量病情即复发者，应毫不迟疑地加用慢作用药，如甲氨蝶呤7.5~15mg，每周1次。对多关节炎表现明显者，早期即可使用甲氨蝶呤、青霉胺、金诺芬等。

（4）生物制剂：根据病情，可选择应用依那西普、英夫利西单抗、阿达木单抗。

据大量病理的观察：多数患者的预后良好，1/5的患者可在1年内获得缓解，1/3的患者在反复1~2次后病情完全缓解，其余的患者表现为慢性病程，主要是慢性关节炎。少数患者发展至严重的关节破坏，并可导致关节强直。少数患者在激素治疗过程中死于败血症、淀粉样变性及弥散性血管内凝血等。

## 患了幼年特发性关节炎应注意些什么？

幼年特发性关节炎的治疗目的，在于控制临床症状，控制关节炎症，维持关节功能和预防关节畸形。由于该病是以反复发作的关节炎症为特点，是一种慢性病，因此治疗要长期进行，这就需要医生、患儿和家长的密切配合。

幼年特发性关节炎整个发病过程变化多端，部分患儿的病情能够长期得到缓解，无后遗症或后遗症很少；有的则病情持续发展，引起关节不同程度的畸形，以至关节功能发生障碍；部分患儿病情常有急性发作和缓解交替出现，早期虽经治疗也可复发。这些情况与起病的年龄大小无明显关系。只要在发病早期得到及时治疗，并给予良好的护理，部分患儿可以得到完全康复。

虽然治疗幼年特发性关节炎至今还没有特效药物，但只要采取综合治疗，仍能收到较理想的效果。

当病情处于急性期时，应注意患儿的休息，除晚上有充足的睡眠外，白天也应安排一定的睡眠及休息时间。除高热及膝关节等负重关节肿痛较明显需要卧床休息外，应鼓励患儿进行适当的活动，以避免因较长时间不活动造成骨质疏松、肌肉萎缩、关节挛缩、强直等不良情况出现。但必须强调活动要适当，过度的活动反而会使关节炎症加重、关节破坏加速；在浴室或温水中进行锻炼会使他们更安逸和有趣。要选择一些有助于肌肉发育和保持儿童健康的玩具，骑三轮脚踏车和自行车能促进使用多个关节，并且对这些关节不会施加太大的压力。游戏设备要合适，以便患儿和正常的儿童能在一起玩耍，如两个座位的秋千或有靠背的跷跷板。娱乐活动有助于儿童结交朋友，并同时锻炼他们的身体。夹板有助于防止关节变形，患儿会感到爬行比步行更舒服，长此以往的话，弯曲的关节可成为永久性挛缩，应当鼓励儿童直立行走，而不要爬行。

患病中的儿童遭受着许多疼痛和残疾之苦，他们需要来自家庭和朋友的厚爱和支持，鼓励其他儿童经常访问他们，并像对待其他儿童一样对待他们。即使患儿住院，儿童教育也应继续进行，个别自己不能行动的患儿，需要到为残疾儿童所专设的学校去学习。患儿参加学习与玩耍，其重要性还在于他们不被排斥在其他儿童之外。

在饮食方面，应给予可口、容易消化、含有高蛋白及富含维生素的食物，一般不需要忌口。

## 治疗幼年特发性关节炎有哪些药物？

由于儿童对一些抗风湿药物的不良反应比成年患者更敏感，因而在用药以前，应该慎重选择，用药以后应密切观察。治疗宜先从简单、安全的疗法开始，如未见效再选用其他药物治疗。

治疗幼年特发性关节炎各类非甾体抗炎药均可选用。值得注意的是，小儿胃肠道屏障较为薄弱，应尽量选用对胃肠道刺激较小的药物，如布洛芬、尼美舒利、美洛昔康、塞来昔布、萘丁美酮、依托度酸等药物。由于该类药物还缺乏大量病例、长期的观察，因此在应用中应密切注意观察。

糖皮质激素适用于全身型幼年特发性关节炎的患儿，经大量临床观察证实，一般应用非甾体抗炎药往往不能达到控制全身型病情的目的，因此需全身应用糖皮质激素治疗。用药的原则：开始剂量要足够大，以能达到控制发热和其他表现为指标，以泼尼松为例，一般每日每千克体重1mg，待症状改善后，可逐渐缓慢减量，并以最小有效剂量维持较长一段时间。急于减药或停药者，常常会导致病情复发。对于伴有虹膜睫状体炎的患儿，用激素点眼仍不能控制炎症者，可考虑全身用药。值得再次指出的是：糖皮质激素只能控制全身症状及关节肿痛，并不能阻止关节破坏。长期应用激素治疗可能会影响患儿身体发育，并可造成骨质疏松或其他不良反应。当单关节肿痛明显时，除用其他药物全身治疗外，需在严密消毒、抽液后的关节腔内注射泼尼松龙、氢化可的松或地塞米松棕榈酸酯质体缓释剂、曲安奈德、复方倍他米松等药物。

改变病情抗风湿药物（或称慢作用药物）的共同特点是起效慢，一般需要2~3个月才能产生作用，有可能抑制病情进展，减轻或延缓甚至修复关节破坏，主要有金诺芬、青霉胺、柳氮磺吡啶、氯喹或羟氯喹、来氟米特等药物。对于反复发作或迁延不愈的少关节炎型和多关节炎型幼年特发性关节炎，宜在患者关节软骨还没受到损害前选用该类药物。

免疫调节药物中应用较多的是甲氨蝶呤，早在20世纪80年代就开始应用于治疗幼年特发性关节炎，疗效肯定。过去皆用小剂量：每周1次，每次5~7.5mg。近来趋势用大一些量：每周1次，每次10~15mg。但也有认为用小剂量与较大剂量的疗效相当，故不必用量太大。

总的来说，除非甾体抗炎药作为症状性治疗，以及糖皮质激素作为全身型患者的治疗外，金诺芬、青霉胺、柳氮磺吡啶、氯喹或羟氯喹，以及甲氨蝶呤等药物对控制幼年特发性关节炎少关节炎型或多关节炎型的病变进展，或稳定病情均有一定疗效。改变病情抗风湿药中，应考虑到幼年患者在发育生长期，可优先应用不良反应少、不影响性腺的药物，如柳氮磺吡啶、金诺芬、氯喹或羟氯喹。在密切观察下，若应用1种药物不够时，也可采用联合疗法。

生物制剂治疗：肿瘤坏死因子（TNF）拮抗剂如依那西普等，可在医生指导下选择应用。

中药可根据病情辨证施治，必要时可选用正清风痛宁、雷公藤等中成药进行治疗。另外，如加用理疗、针灸等综合治疗，效果将会更好。

若病儿的膝关节受累致使滑膜显著增厚者，可进行滑膜切除术；对于一些晚期病儿，如有严重髋关节受累，伴关节畸形和功能障碍时，可进行髋关节置换术。

## 外科如何治疗幼年特发性关节炎？

幼年特发性关节炎手术治疗的目的与成人类风湿关节炎相似。治疗幼年特发性关节炎的手术主要有滑膜切除术、关节融合术、关节成形术、软组织松解和修复手术。关节镜手术可以单独列为1种，主要用于滑膜切除和关节清理。

由于幼年特发性关节炎患者的骨骺仍未发育成熟，要选择合适的手术时机，避免不恰当的外科手术治疗。

若做人工关节置换术，由于幼年特发性关节炎患者骨骺发育受影响，关节外形与正常人差异较大，对假体往往有特殊要求，术前必须认识到这种特殊差异，除严格测量、选择假体外，对特殊病例还应采用计算机辅助设计，定做假体。

另外，幼年特发性关节炎患者，可能从来没有正常生活和关节正常活动的体会，缺乏对恢复正常功能的信心，加上特殊的精神心理改变，术后康复时很难与医护人员配合，将极大地影响手术效果。幼年特发性关节炎患者，因关节周围软组织受累程度重，手术后关节活动度往往比患者想象的差，且术后增加的关节活动度可能会进行性丢失，因此术前对远期疗效应有正确的估计。当然，这些患者年龄比成人类风湿关节炎患者更小，手术后远期并发症发生率会更高，尤其是人工关节置换术后的感染和假体松动率较高。幼年特发性关节炎患者往往下颌发育偏小，可能会造成全麻插管困难，或者在术后出现呼吸系统并发症。

## 老年类风湿关节炎应如何治疗？

随着我国人口老龄化，在我国常见的类风湿关节炎中，不仅从青壮年时期发病者延续到老年期的患者数目庞大，而且老年人每年新发的病例也不在少数，这支队伍正在"不断壮大"。因此，掌握老年类风湿关节炎的临床特征，对早期诊断和早期治疗起着举足轻重的作用，对改善老年患者的生活质量及减轻家庭和社会负担都十分有意义。

老年类风湿关节炎患者与60岁以下患者有所不同，自有其一定特点：男性患者的比例有所增加；急性发病者较多；首发关节表现在肩、膝等大关节者较多；手和足部凹陷性水肿较多；病程中跖趾关节和近端趾间关节受累频率低于60岁以下者。

老年类风湿关节炎与一般类风湿关节炎的治疗并无不同，但还是有其特点：一般老年人喜静不喜动，患病后更是如此，应鼓励他们每日坚持适当活动，有困难者，家属应给予适当帮助；要改变该病的不良结局，除早期确诊外，应立即进行正确治疗，应用既能迅速改善症状又能长期控制病程进展的联合药物治疗；老年人药物不良反应的发生率约为年轻人的7倍，加上老年人常常同时患高血压、冠心病、糖尿病等几种疾病，在选择药物时更应慎重。在治疗类风湿关节炎常用的非甾体抗炎药，容易影响胃肠道及肾脏，老年人的胃肠道功能本身就较差，肾功能有不同程度减退，因此应选用对胃肠道及肾脏影响较少的药物，剂量也应宜小，在使用中应密切观察，一旦出现异常，应减量或停用。其他药物应用时也应随时加以注意。

## 难治性类风湿关节炎如何治疗？

在类风湿关节炎的治疗中，常常会碰到这样一些患者：对一般常用的传统治疗反应不佳。这些患者虽然用过不少改善症状药，如吲哚美辛、布洛芬、萘普生等，以及控制病情的药物，如氯喹、金制剂、青霉胺、甲氨蝶呤等药物的治疗，均不能获得明显或持久的效果，就是在加用激素后，病情仍然有进行性发展。据有关资料统计，约有20%的患者会演变为难以控制其疾病活动性，仍有进行性关节破坏使关节功能变得很差。

所谓难治性类风湿关节炎，是指经用2种或2种以上的改变病情抗风湿药物联合治疗达一定疗程，而疗效仍不满意。具有以下表现者，有较大可能性成为难治性类风湿关节炎：①关节表现，凡有至少4个关节肿胀（以全身所规定的28个关节计），或至少有10个关节肿胀（以全身66个关节标准计）；压痛关节数至少10个（以28个关节计）或20个（以66个关节计）。②疾病活动数（DAS）很高者，包括关节肿胀、关节压痛指数、血沉、患者对自身健康的评估。③C反应蛋白持续升高、类风湿因子呈高滴度。④关节X线摄片，可见呈进行性加重的糜烂改变。

对难治性类风湿关节炎的治疗，可选用他们未曾用过的药物或疗法，近年来，新的抗风湿药物逐渐上市，使应用原有药物疗效不满意者能得到更多的选择。新药和新的疗法有：①来氟米特：在改用该药或联合应用该药及甲氨蝶呤后，可改善部分难治性类风湿关节炎的疗效；②肿瘤坏死因子（TNF）拮抗剂：包括重组肿瘤坏死因子受体融合蛋白、肿瘤坏死因子单抗等，它们可改善部分难治性类风湿关节炎的疗效；③白介素-1（IL-1）受体拮抗剂：它的特点是对关节的侵蚀有一定的修复作用；④强化免疫抑制治疗和自身周围血干细胞移植：这是国际上近年来开展治疗类风湿关节炎的新方法，尤其是对一些传统药物治疗效果不佳者；⑤免疫吸附疗法：以纯化蛋白A柱与血浆置换相结合，分离后血浆通过蛋白A柱时，类风湿关节炎患者血浆免疫球蛋白G和免疫球蛋白M的复合物，如类风湿因子和循环免疫复合物被蛋白A柱所吸附，并不再输回患者体内，对患者可能有一定疗效；⑥基因治疗：还处于实验阶段。

我国还有着独特的中药，可在治疗难治性类风湿关节炎中探索、应用，发挥治疗作用。

除了上述介绍的一些方法外，随着科学日新月异的发展，对于难治性类风湿关节炎的治疗，肯定会有所发展，会不断产生新的药物和新的治疗方法，从而收到更快、更好的治疗效果。

有没有预测难治性类风湿关节炎的方法呢？普遍认为类风湿关节炎患者如有以下情况者，很可能发展为难治性类风湿关节炎：①人类白细胞抗原-DR4（HLA-DR4）阳性；②高滴度类风湿因子，且持续阳性；③疾病活动数（DAS）很高者；④美国健康评定调查提问（HAQ）积分较高者；⑤未能在早期接受合理抗类风湿治疗者。因此，对类风湿关节炎进行早期诊断、早期进行有效病情改变药的联合治疗，使病情得到及时、有效地控制，这才是治疗类风湿关节炎的关键所在。

## 类风湿关节炎患者骨质疏松应如何治疗？

类风湿关节炎患者常同时存在骨质疏松，其原因有：①患病关节附近的骨质由于炎症，可以影响骨代谢，从而引起局部的骨质疏松；②类风湿关节炎患者由于关节肿痛反复发作，使体力活动明显减少，引起骨质疏松；③在中老年患者中，存在绝经后或老年性骨质疏松；④部分患者应用肾上腺皮质激素，促使骨质吸收疏松。

骨质疏松常可加剧类风湿关节炎患者的疼痛，加速或加重畸形，甚至可发生骨折，不仅降低患者生活质量，还可影响类风湿关节炎的治疗效果，甚至还会影响患者寿命。

治疗首先需找出引起骨质疏松的原因，做相应处理，并及时、合理地对类风湿关节炎进行治疗。

经常进行户外活动，阳光中的紫外线能促使皮肤内合成维生素D，维生素D又能促进肠道吸收钙。当然，运动量和选择哪类运动，应根据各自条件、兴趣、爱好和体力情况而定，要量力而行，循序渐进，要安全、有效、持久，切忌发生意外事故。

充足的蛋白质有助于骨质的形成，富钙食品有助于钙代谢平衡，有利于骨矿物质沉积。如蛋、牛奶既能提供优质蛋白，又含丰富的钙、磷。蛋中的钙主要存在于蛋黄中，大约100ml牛奶中含钙（元素钙）100mg；在豆制品、芝麻酱、海产品及水果、绿色蔬菜中也含有较多的钙。一般说来，植物中的钙离子不如牛奶中的钙离子容易吸收。

治疗骨质疏松的药物较多，现介绍以下几种。

（1）降钙素：从鱼类中提纯，有强大的抑制骨质吸收作用，并有一定的促进骨质形成作用。鲑鱼降钙素名密盖息，每次50~100U，肌内注射，每周2~6次。鳗鱼降钙素名益盖宁，每次10U，每周2次，或每次20U，每周1次，肌内注射。

（2）维生素D制剂：活性维生素D有阿法骨化醇胶囊（法能每日0.25~0.5μg，罗钙全每日0.25~0.75μg），阿法$D_3$（每日0.25~1μg），具有增加肠吸收钙离子、保持正性钙平衡、促进钙代谢、刺激骨形成等作用。

钙尔奇D：它既含钙，又有维生素D，使钙吸收完全。每片含元素钙600mg，每日服1~2片。

（3）雌激素：对于绝经后，或通过手术过早地卵巢摘除引起的骨质疏松特别有效。每日1~2mg，连服4周后停药1周，再连服4周，如此重复应用。雌激素并用黄体酮，可有效抑制子宫内膜增生。接受雌激素治疗者应定期进行体检，以便尽早发现不良反应。

## 怎样才算类风湿关节炎临床缓解？

类风湿关节炎患者经过正确诊断，积极治疗，病情不断好转，那么，怎样才算类风湿关节炎的临床缓解呢？

（1）晨僵<15分钟。

（2）无乏力。

（3）无关节痛。

（4）活动时无关节压痛或疼痛。

（5）软组织或腱鞘无肿胀。

（6）血沉：男性<20mm/h，女性<30mm/h。

以上6条标准中具备5条或5条以上，而且至少持续2个月，才算取得临床缓解。

# 类风湿关节炎的预后如何？

患了类风湿关节炎，以后究竟会怎样？这是所有患者都十分关心的问题。

类风湿关节炎的病程多变，有些患者的病情会向严重方向发展；有些患者能自然缓解；大多数患者的病情波动不稳定。类风湿关节炎的预后有个体差异性，大量数据统计表明：有15%~20%的患者关节炎发作1次以后缓解至少1年或不再复发；另有10%~15%的患者病情进展迅速，在2年内出现关节破坏和畸形；其余70%患者的多关节炎呈反复、周期性发作，经合理治疗，其炎症能逐渐减轻。

近10年来，随着慢作用抗风湿药物的早期应用，对关节外表现的正确治疗，以及新疗法的不断出现，使类风湿关节炎的预后已有明显改善。大多数类风湿关节炎患者的病情可得到很好控制，甚至完全缓解。

经研究发现：根据类风湿关节炎发病第一年的临床特点，可大致判断其预后。类风湿关节炎发病后的第一年是整个病程中最重要的阶段，通常可反映出将来病情的严重性及进展的趋势。同时，这一阶段也是积极治疗、阻止关节破坏及避免关节畸形的关键时期。

类风湿关节炎并不会直接引起死亡，但在晚期、重症或长期卧床者，可因合并感染、消化道出血、心和肺疾患或肾淀粉样变等引起死亡。另外，长期应用免疫调节药物、糖皮质激素、非甾体抗炎药，都可能给患者带来发生意外事件的可能性。

归纳起来，影响预后的因素有以下几种。

（1）性别：一般认为女性患者致残率高于男性，男性患者相对病死率较高。

（2）年龄：发病年龄愈早者预后不佳。

（3）起病时受累关节数或以后积累涉及关节数超过20个。

（4）骨侵蚀发生早（2年内），或积累骨侵蚀数多。

（5）关节功能受累较早出现，并进行性发展，不管有无相应程度的影像学改变。

（6）在诊断和治疗前病史已有5年以上。

（7）类风湿因子滴度较高。

（8）关节外表现多。

（9）持续血沉增快，C反应蛋白高。

（10）跖趾滑膜炎（骨侵蚀）。

（11）全身症状较重（发热、贫血、乏力）。

（12）早期进行激素治疗（短期）症状不能获得完全缓解，并不能以泼尼松每日10mg维持者。

（13）社会因素：教育程度、职业等。

## 类风湿关节炎能根治吗？

当患者患了类风湿关节炎后，总想得到及时有效的治疗，以便迅速解除疼痛，得到痊愈。这种主观愿望是可以理解的，但治疗必须是科学的。人类虽然已经能够上天入地，许多以往的幻想，如今变成了现实，对一些疾病已能做到药到病除，的确能够迅速根治，但对某些疾病只能减轻痛苦、缓解病情，我们必须尊重这一客观事实。

所谓要达到疾病的根治，就是要去除病因、治愈疾病，而类风湿关节炎的发病原因和发病机制至今还不完全清楚，因此谈不上去除，何来根治？根据目前的科学水平，医生和患者、家属必须配合默契，做到早期诊断、早期治疗，从病情实际出发，根据各个患者的具体情况，采取不同措施，制订合理的治疗方案，进行恰当的治疗，并持之以恒，一般均能控制病情发展，使患者可以正常地工作与生活。

治疗类风湿关节炎的药物有很多，应按患者的不同情况，选用适当有效的药物。患者患病后，总是想方设法寻觅灵丹妙药，有些患者往往病急乱投医，只要看到、听到什么地方有什么好的药物和治疗方法，就到处奔波，这种心情是无可非议的，其中，也确实有一些较好的疗法和特效的药物，起到了立竿见影的作用。但也不可否认，有那么一些药物和疗法，通过一些传播媒介进行宣传，其中所含"水分"较多，有的竟吹得天花乱坠，患者应用后，类风湿关节炎非但没有治好，病情反而加重，时间一长，关节破坏，出现关节畸形者也大有人在；有的仅是一些保健品，并非药物，鱼目混珠，也应小心！

综上所述，药物的生产者、宣传者、应用者都应该有一个科学的态度，应该了解类风湿关节炎的性质，目前总体的治疗水平，所用药物及其特点、疗效等情况，这样才能使患者不致延误病情，增加不应有的痛苦，在经济上受到不该有的损失。

# 预防保健篇

◆ 关节为何成了"气象台"？

◆ 应如何注意衣食住行？

◆ 类风湿关节炎患者要不要"忌口"？

◆ 哪些菜蔬对类风湿关节炎患者有益？

◆ 哪些果品对类风湿关节炎患者有益？

◆ ……

# 关节为何成了"气象台"?

在日常生活中，多数类风湿关节炎患者只要关节出现疼痛或疼痛加重，就知道天气将会发生变化，不是刮风下雨，就是寒潮来临。这时，关节竟成了能发布"天气预报"的"气象台"。

那么，类风湿关节炎患者怎么会成为"气象预报员"的呢？在阴雨连绵的天气，常常会有气温下降、气压降低、湿度增高的现象，这3种因素就是造成类风湿关节炎患者局部疼痛加重的主要原因，其中湿度的改变起主要作用。在阴天、下雨、寒冷、潮湿时，尤其当患者祸不单行，在冬季同时患上冻疮时，关节肿胀和疼痛则可同时加重。究其原因，主要是由于类风湿关节炎患者的关节及其周围血管、神经功能不全，引起血管舒缩缓慢、不充分，致使皮肤温度升降迟缓而造成。当遇到潮湿时，湿度增加，使关节神经敏感性增加；而寒冷时，血流缓慢，血中和滑膜内的纤维蛋白原增多，同时血中肾上腺素水平升高，甚至会出现暂时性血栓形成，加上温度下降时血中冷球蛋白凝集及关节滑液内透明质酸含量增多，使滑液黏度增高，这样就加大了关节运动的阻力，从而使关节疼痛加重。此外，从类风湿关节炎的患病率来看，在温带、寒带和亚热带多见，热带则较少；潮湿地区多，干热地区少。

为什么在天寒地冻的隆冬，类风湿关节炎患者的感觉反而不太敏感呢？这是因为冬天虽然寒冷，但天气干燥，湿度不一定高，衣服又穿得较多，可谓从头到脚"全副武装"，寒冷入侵比较慢，因此有不少患者在冬天关节炎症状不一定会加重，有时甚至比其他季节过得潇洒。

当然，天气变化仅仅是促使发病的一个条件，只要人的功能处于正常状态，可以不出现关节疼痛，做到不"靠天吃饭"。因此，类风湿关节炎患者平时应通过各种途径增强体质，让自己即使在天气变化时，也不一定会出现关节疼痛，而且原来疼痛的关节，疼痛的程度也不一定会增加。

类风湿关节炎患者，一旦听到气象预报有突然降温或阴雨的消息，或当季节交替及梅雨季节，应及时做好保暖、防湿等预防工作。若居住或工作的地方潮湿，应该积极创造条件尽量加以改善。做好御寒防湿工作，常常能起到事半功倍的作用。

## 应如何注意衣食住行？

类风湿关节炎属慢性病，因此除吃药打针外，还必须做到"饮食有节，起居有常。"只有这样，才能提高疗效，巩固"战绩"。

类风湿关节炎患者穿着的衣服应该是舒适、轻巧和容易穿脱，如小纽扣往往难以扣上，而拉链和尼龙带就比较容易使用。若是拉链，可在末端加一个环，并带一个钩形柄，便于上下拉动。冬季的衣服要保暖，但不宜太重。鞋的大小要合适，应选择轻便柔软的硬底软帮鞋，鞋带宜用松紧带代替。深的素色鞋有助于掩盖畸形的足。

在大多数情况下，类风湿关节炎患者除了少数人因某些食物会引起反应而不食外，没有必须禁忌的特殊食品。

类风湿关节炎患者若工作和居住的地方潮湿，应积极创造条件，尽量加以改善。而条件优越，处于现代化的环境中，也要加以注意，如夏季应用电扇、空调时，应该适度，不应贪凉。

在工作中，应把自己的病情告诉一起工作的其他人，以便让他们能有所了解，必要时可另行安排适当的工作。在做家务时，也要讲究"艺术性"，应干片刻歇片刻，经常变换零活和姿势。熨衣服等许多零活可以坐着干，使用长把工具可以减少弯腰。注意厨房的工作台平面都应在同一高度，使盛有熟食的平锅和盘子可以沿着平面滑动而不需端起来。用凳子坐着淋浴比盆浴更安全。在马桶上装上高起的塑料垫座，并在周围装上扶手，使其更适合患者使用。

用木板将床边垫高，使患者上床更容易。在床边放一张椅子用来帮助起床。餐桌和办公桌可用砖或木块调节到合适的高度。患者应选用能够支撑下背部的，而且不宜太软和太矮的椅子。

一对支架和双拐是最先用来帮助某些患者行走的最好方法，但它并不能使双腿更强壮，应让患者在温水中锻炼大腿肌肉，并鼓励患者拄棍行走，拐棍的末端应装上橡皮，以防止滑倒。少数患者需要靠轮椅助上一臂之力，患者的手臂如果有足够的力量，可以自己推动轮椅；手僵硬的患者需要将轮子的推圈包上垫子或戴上手套。

衣食住行虽然琐碎，但人人都离不开。合理安排衣食住行既有一定的实用性，又有一定的科学性，类风湿关节炎患者必需充分注意，以助早日康复。

## 类风湿关节炎患者要不要"忌口"？

"得了类风湿关节炎，要不要忌口？"这是临床上经常遇到的问题。不少患者听说这种病与免疫有关，因而联想到是不是食物过敏会引起发病或加速病情发展。于是，夏天不敢吃冷饮，平时对鱼虾、豆腐、百页都不敢碰，以致患者食谱单调，营养不全面，这对疾病的好转、康复显然是不利的。

事实上，多少年来，人们一直在寻找饮食与类风湿关节炎症状的产生、加重和缓解的关系。现有抗类风湿关节炎的药物，长期服用后都有较大的不良反应，因而临床医生也期待着能通过调整患者的饮食，排除对疾病不利的因素，从而减少药物的使用量，甚至停药，这方面的努力已进行了半个多世纪。经研究，不饱和的长链脂肪酸，如鱼油，以及某些微量元素，如硒可使类风湿关节炎患者的症状缓解，可以减少疼痛和肿胀的关节数目，减少晨僵的时间，增强握力，延缓疲劳等，但并不能改变病程。有些食物，如小麦、燕麦、咖啡等，可能会产生不良反应，使症状加重。到目前为止，还没有充分的证据说明饮食治疗能转变类风湿关节炎的病程，因而单独应用饮食治疗是不正确的，饮食治疗只能作为缓解患者症状的一种辅助措施。饮食治疗改善患者关节症状的原因可能是多方面的，疗效可能是多种因素综合作用的结果。总之，到目前为止，控制饮食对类风湿关节炎是否有治疗作用还有争议。

类风湿关节炎患者的病程长，又常常终年服药，往往脾胃受到一定影响，不能只注意食物营养价值的高低，而忽略本人的具体情况。《素问·阴阳应象大论》有"形不足者，温之以气，精不足者，补之以味"之言，说明了补益也要根据各人的体质以及虚之所在有所区别。如体质内热者，不宜服红参、鹿茸，对于热性的食物，如大蒜、葱、韭菜、辣椒等也不宜多吃；脾胃虚弱运化乏力者，不宜服阿胶、银耳等补品，食物中坚硬、生冷者及水果中的生梨等均宜少吃；胃酸过多或脘腹饱胀者，不宜多吃甜腻之物，以及牛奶、豆类、豆浆等闭气助胀之品；如果舌苔黏腻，内湿盛者，不宜吃油腻及厚味之物，如甲鱼、猪蹄、蹄髈（肘子）等，应以清淡为宜。

除注意以上所述外，过去吃过哪些食物曾明显诱发关节炎发病的，应该"忌口"不吃这些食物，除此之外，其他食物都可以吃，要吃得多样、均衡，这样才能保证营养全面、合理。

类风湿关节炎是慢性病，患者处在长时间的慢性消耗中，由于疼痛难忍造成睡眠不足，进而影响食欲。因此，平时应注意改善患者的营养摄入，促进患者的食欲。要多吃富含优质蛋白质、维生素和矿物质的食物，还应注意菜肴的色香味。当然，趋于肥胖的患者，要适当限制高热量食物的摄入。

## 哪些菜蔬对类风湿关节炎患者有益？

我国自古以来就有"医食同源"的说法。宋代著名科学家沈括在《梦溪笔谈》中有关芋艿的一段话：王屋山隐士刘汤在书斋中看到一只大黄蜂陷入蛛网无法脱身，一只蜘蛛爬过去牵丝缚蜂，不意为蜂所螫，跌落在地。不久毒性发作，蜘蛛通体肿胀，奄奄待毙。此时，只见蜘蛛拖着沉重的身子，艰难地爬到屋外的芋艿田里，用力咬破芋艿叶梗，将被螫的创口贴在芋艿梗的啮缺处不断摩擦。过不多久，肿胀奇迹般消退殆尽，蜘蛛轻捷如故。后来有人为蜂螫，便采芋艿梗敷于患处，少顷即愈。这证明了芋艿有消肿解毒功效，对皮肤、肌肉、关节肿痛有良好的抗炎止痛作用。

民间常用芋头磨麻油外搽，治疗筋骨疼痛、肿胀，有一定的消炎止痛作用。芋梗、芋叶捣烂外敷，也有同样功效。经常将芋艿当菜食用，能增强药物的抗风湿疗效。

众所周知，大豆兼有蔬、粮、油三者之长，因其含有极为丰富的蛋白质和微量元素，被誉为"豆中之王""植物肉""绿色的奶牛"。正是由于大豆营养成分丰富，因而它对人体健康极有益，它可促进肌肉、骨骼、关节、肌腱的代谢，帮助修复病损。在我国最早一本药物专著《神农本草经》中记载："生大豆，味甘平。涂痈肿，煮汁饮……止痛。""大豆黄卷（即黄豆芽）主湿痹筋挛膝痛（风湿病）。"据一本名为《动植物民间药》的书介绍，大豆煎服可治筋痛拘挛，膝痛湿痹。

黑豆，又名乌豆、冬豆子，营养成分与大豆相似，也可治风湿疼痛。将黑豆炒至半焦，泡入黄酒，将渣滤去饮酒，可治关节酸痛。以黑豆浸水出芽，对筋挛膝痛、湿痹（以湿邪为主的风湿痛，主要表现为身体困重、关节作痛、浮肿、苔腻等）有良效。

具有抗风湿作用的菜蔬还有香葱、辣椒等。

## 哪些果品对类风湿关节炎患者有益？

青梅是蔷薇科植物的果实，一般认为青梅具有生津止渴、涩肠止痢作用，殊不知青梅还有良好的治疗风湿功效。凡风湿骨痛、腰痛、关节痛均可用青梅酒搽用，效果良好。青梅酒自古即备受推崇，三国时曹操设宴待刘备时，摆的就是一味青梅煮酒，至今仍流传着"青梅煮酒论英雄"的美谈。青梅酒不仅可治夏季害痧、腹痛呕吐，还可减轻风湿疼痛。

乌梅是梅的干燥或未成熟果实，对风湿痛也有良效。梅属酸味，酸入肝，肝得酸滋润调养，则关节、筋骨的疼痛、拘挛得以缓解。据称，梅根治疗游走性关节痛更有效。

栗子为壳斗科植物栗的种仁，又称板栗、栗果、大栗，含有蛋白质、碳水化合物、脂肪以及人体必需的维生素、矿物质等，营养相当丰富，这可能是栗子益肾的重要原因。中医认为，肾主骨，即肾虚可引起筋骨、肌肉、关节的萎弱或病损，栗能益肾，故对于筋骨、经络风湿痹痛或腰膝无力极为有益。

栗治风湿痛偏重于补虚，尤其宜于老年人腰腿虚弱萎软，食用方法以煨熟少量慢慢嚼咽较好。民间尚有介绍将板栗捣烂敷患处，可治筋骨肿痛；栗楔，即果实一球三颗中之扁者，有治筋骨风湿痛作用；新鲜栗叶捣烂外敷，可减轻关节、肌肉、皮肤的炎症。

治疗风湿痛的果品还有桑椹、樱桃等。

## 有益于类风湿关节炎患者的食疗主食如何制作？

有益于类风湿关节炎患者的食疗主食品种很多，现介绍几种如下：

1.防己菠菜饺

组成：防己100g，猪瘦肉500g，白面粉3000g，菠菜750g，生姜、葱花、胡椒粉、酱油、香油、食盐各适量。

制法服法：将菠菜清洗干净后去茎留叶，在木瓢内搓成菜泥，加入适量清水搅匀，用纱布包好挤出绿色菜汁，待用；防己打成细末，过100目筛待用。将猪肉用清水洗净，剁成肉糜，加食盐、酱油、胡椒粉、生姜末拌匀，加适量水搅拌成糊，再放入葱花、防己粉、香油拌匀成馅。将面粉用菠菜汁和匀，若菠菜汁不够用，可加点清水拌匀，使表面光滑为止，然后加肉馅做成饺子坯。待锅内水烧开后，将饺子下锅煮熟后分次食用。

有清热除湿止痛之功效。

2.木瓜面

组成：木瓜粉1500g，豆粉200g，白面粉3000g，鸡蛋10个，生姜5g，食盐、味精、胡椒粉、猪油、葱各适量。

制法服法：将白面粉、木瓜粉、豆粉放入盆中，加鸡蛋和适量的水、食盐，揉成面团，擀成薄面片，切成面条。在锅内加适量水，放入猪油、葱、生姜烧开，再将适量面条下入，煮熟，放入味精、食盐、胡椒粉即成。

有健脾和胃，除湿通络之功效。

3.五味馄饨

组成：嫩韭菜500g，嫩芹菜100g，嫩芥菜100g，生姜末50g，羊肉100g，薄面皮适量（大约500g），香油少许，食盐3g，鲜蒜泥、酱油、味精各适量调成味汁。

制法服法：将前3味主料择洗干净，剁切细；羊肉洗净，剁成肉泥，共入小盆内，加生姜末、食盐和香油和匀成馅，用薄面皮包成馄饨生坯，煮熟后蘸味热食，连服10天为1个疗程。

有健脾养胃，增强和调节免疫功能，和血，降压，解毒作用。

4.松节汤圆

组成：松节粉15g，赤芍粉30g，糯米粉500g，玫瑰蜜15g，樱桃蜜、黑芝麻各30g，白糖150g，鸡油30g，面粉15g。

制法服法：将鸡油熬熟，滤渣晾凉；面粉放干锅内炒黄；黑芝麻炒香捣碎；将玫瑰蜜、樱桃蜜压成泥状，加入白糖，撒入松节粉、赤芍粉和匀，做成心子，将糯米粉和匀，包上心子做成汤圆。等锅内清水烧沸时，将汤圆下锅煮熟即成。可做早点或晚餐，适量食用。

有祛风除湿，活血止痛之功效。

5.三七丹参粥

组成：三七10~15g，丹参15~20g，鸡血藤30g，粳米300g。

制法服法：将三七、丹参、鸡血藤洗净，同适量清水一起放入锅内，煎煮取浓汁；再把粳米加水煮粥，待粥成时加入药汁，共煮片刻即成。每次适量食用，每日1次。

有活血化瘀，通络止痛之功效。

6.防风茯苓粥

组成：防风15g，薏苡仁50g，白茯苓30g，怀山药30g，粳米100g。

制法服法：将防风、薏苡仁、白茯苓、怀山药同放入锅内，先煎20分钟，去药留汁，加粳米和适量清水，文火煮成粥即可。随量服食。

有清热除湿，通络止痛功效。

# 有益于类风湿关节炎患者的食疗菜肴如何制作？

中华民族的美味佳肴，源远流长，舌尖上的美食，不但是一种享受，而且能防病治病。

1.附子牛膝蒸羊肉

组成：附子（制附片）30g，牛膝15g，鲜羊腿肉1000g，肉清汤250ml，熟猪油30g，葱白（切成节段）2根，姜片、料酒、葱花、味精、胡椒粉各适量。

制法服法：附子洗净，放锅内，加适量水，先煎1小时，去渣取药汁。将羊肉氽去血污，捞出洗净，切成中等大小的肉块，牛膝洗净，与药汁、羊肉同放入大碗中，并放料酒、熟猪油、葱节、姜片、肉清汤，隔水炖3小时。吃时撒上葱花、味精、胡椒粉即可。佐餐食用。

具有蠲痹散寒、益气活血之效。

2.冬瓜番茄蛋花

组成：冬瓜片200片，平菇片200片，番茄片150g，鸡蛋1个，生姜片、大蒜片各20g，食盐3g，高汤500ml，葱花5g，味精1g。

制法服法：将高汤烧开，放入生姜、大蒜、冬瓜、平菇、番茄片，煮熟时打入鸡蛋，拌匀后放入食盐、味精，撒上葱花即可。每日空腹热食，可连用10天。

能降脂除湿，调理气血，增强和调节机体免疫功能。

3.丝瓜焖菜花

组成：丝瓜300g，花椰菜（西兰花）200g，黄花菜100g，生姜片、大蒜片、葱节各10g，食盐3g，菜籽油20g，味精1g。

制法服法：丝瓜刮去表皮，去两头，洗净后切滚刀块；花椰菜去老皮，掰成小朵，去皮的嫩茎切片；黄花菜择洗干净。菜籽油放锅内预热后，将蒜、姜、葱炒香，下丝瓜、花椰菜翻炒，放入高汤或清水适量焖至九成熟，放入黄花菜翻匀，再烧熟，放食盐和味精即可。每日空腹佐餐食用，可连服10天。

能通经活络，除湿排毒，辅助抗癌，增强和调节免疫功能。

4.防己鸽子汤

组成：防己12g，赤小豆60g，薏苡仁90g，鸽子2只，生姜20g，食盐、葱花各适量。

制法服法：将全部药材洗净，放入药袋。鸽子宰杀后，去毛及内脏，洗净，将药袋塞入鸽膛，放入砂锅中，文火煨熟烂，去药袋，加食盐和葱花调味。食肉喝汤。两天服一次。

有除湿通络，祛风止痛之功效。

5.秦艽乌鸡汤

组成：乌鸡250g，秦艽100g，千年健100g。调味料各适量。

制法服法：将药材洗净，放入药袋。乌鸡宰杀后，去毛及内脏，洗净，将药袋塞入鸡膛，放入砂锅中，加适量水，文火煨熟烂。去药袋，用作料调味。食肉喝汤。每3天1剂。

有清热除湿，祛风通络功效。

6.地知膏鹌鹑汤

组成：熟地黄20g，知母20g，生石膏30g，鹌鹑1只，调味品适量。

制法服法：将石膏用纱布包好，先煎20分钟，再将知母放入锅内，再煎20分钟，去药留汁；将鹌鹑宰杀，去毛、爪及内脏，切块，与药汁一起放入炖盅，加适量水及调味品，隔水文火炖3小时即成。佐餐，随量服用。

具清热除湿通络功效。


# 患了类风湿关节炎会"风瘫"吗？

当患者患了类风湿关节炎后，常常十分紧张：一怕关节变形，二怕不能活动，变成"风瘫"。从医学上讲，类风湿关节炎除偶尔因颈椎半脱位压迫脊髓引起真正的瘫痪外，一般不侵犯中枢神经系统，不会引起真正的瘫痪。

目前，人们把类风湿关节炎患者的关节功能分为4级。Ⅰ级：胜任日常生活中的各项活动。Ⅱ级：能生活自理和工作，非职业性活动受限。Ⅲ

级：能生活自理，但职业和非职业活动受限。Ⅳ级：生活不能自理，且丧失工作能力。一般患者所说的"风瘫"，就是指关节功能属于Ⅳ级者。据国外追踪报道10~15年后，能正常工作者约占15%，正常活动轻度受限者为40%，正常活动严重受限者为30%，因残障生活难以自理者为15%。据统计，100例类风湿关节炎患者的关节功能情况，其中Ⅱ、Ⅲ级共占90%，Ⅰ级和Ⅳ级各占5%。近年来的200个随机病例统计表明，"风瘫"者仅占1%。30多年来，对3万余例患者的观察显示：大多数"风瘫"是暂时的，只有少数是永久性的。不少患者在病程的早期或中期，四肢部分关节或全部关节肿痛，终日不离床椅的患者，经过适当的治疗，多数能迅速得到好转，不但生活能自理，有的还能参加原来的工作；如果到了疾病的晚期，因关节强直、畸形、肌肉萎缩，连吃饭、穿衣、大小便都要别人料理，这时药物治疗已难以奏效，最后还可以通过人工关节置换等手术，得到较好的治疗效果。国外曾报道过1个晚期患者，全身置换了58个人工关节，还能较好地活动。当然，病情严重到如此程度的也实属少见。

患了类风湿关节炎后，早期进行合理治疗，配合适当活动，一定能收到较好的疗效，切忌一味害怕，被类风湿关节炎所吓"瘫"！

## 怎样进行关节炎影响程度的测量？

美国风湿病学会推荐的关节影响程度测量（AIMS）项目如下。

活动度：你因健康原因1天大多时间都在床上或椅上吗？你能利用公共交通工具吗？你在本社区活动时，有人因你健康原因必须协助你吗？你因健康原因1天大部分时间都留在室内吗？

体力活动：你能走路不用他人协助，或需用手杖、拐、撑架或人工肢体吗？因健康原因你上一层楼或走一个楼距有困难吗？你弯腰、低头、举臂有困难吗？你的健康限制你做剧烈活动，如跑步、举重物、参加用力的体育项目吗？

灵巧活动：你能很容易地用铅笔、钢笔书写吗？用钥匙开锁吗？扣衣服纽扣吗？开罐头食物吗？

社交能力：如你必须服药，你能把你的药都服下吗？如你有电话你能用它吗？你能自己处理你的钱吗？如你有厨房你能自己做饭吗？如你有洗衣机你能洗自己衣服吗？你如有交通工具你能去购物吗？你如有家用设备，如拖把、扫帚、吸尘器，你能用它们做家务吗？

社会活动：每月你有多少次给亲朋好友打电话？上个月你性生活次数、质量上有改变吗？上个月你的亲友有几次到你家来？上个月你与亲友间有社交活动？上个月你有几次去亲友家拜访？

日常生活活动：上厕所需要多少帮助？你动来动去感觉好吗？你穿衣服需要多少帮助？你无论是淋浴、盆浴、擦身需要多少帮助？

疼痛：上个月你有几次关节剧痛？上个月你如何描述你经常有的关节疼痛？上个月从醒来算你晨僵有多长时间？上个月你有多少次2个或更多关节同时疼痛？

抑郁：上个月你有多少次觉得你死了别人会更好些？上个月有几次你觉得很沮丧，早晨时也高兴不起来？

焦虑：上个月有多少时候你感觉紧张，或是像上紧了的弦一样？上个月有多少时候你觉得被神经状态所干扰？上个月有多少时候你觉得安静不下来？上个月有多少时候你觉得平静和谐？上个月有多少时候你觉得松弛毫无紧张？

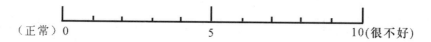

（正常）0            5            10（很不好）

图6-1　关节炎影响程度测量示意

根据上述提问，在图6-1中标出你现在情况所在的位置。

## 怎样进行健康评定？

现将美国风湿病学会推荐的健康评定调查提问（HAQ）（残废指数调查

提问）介绍如下，供健康评定时做参考。

（1）穿衣及洗刷：你能从衣柜及抽屉中取出衣服吗？你能自己穿衣，包括扣纽扣、拉链、扣衣钩吗？你自己能洗头发吗？

（2）起立：你能从座椅上起立不用手支撑吗？

（3）进食：你能用筷、匙吗？你能举一满杯水到自己嘴边吗？

（4）走路：你能到室外平地上走路吗？

（5）卫生：你能自己洗澡并擦干吗？你能用澡盆洗澡吗？你能开关自来水龙头吗？你能去厕所坐马桶并站立起来吗？

（6）上举：你能自己梳头发吗？你能把你头上面重2.3kg的一袋东西取下来吗？

（7）握力：你能开关门吗？你能打开过去已经开过的罐子吗？你能用铅笔或钢笔写字吗？

（8）活动：你能开汽车吗？你能上街办事购物吗？

（9）性生活：你能有性生活吗？

注：以上每个提问选答无困难（指数0）、有困难（指数1）、需别人帮助做（指数2）、不能做（指数3）。性生活选答无困难（指数0），有些不舒服（指数1），只限于某个姿势或很不舒服（指数2），因关节炎而不可能（指数3）。将各项指数加在一起除以项目数，得出平均数就是你当前的健康指数。


## 测量疾病活动性的核心指标有哪些？

美国风湿病学会公布了他们推荐的类风湿关节炎疾病活动性核心测量指标，现介绍如下。

（1）压痛关节数：记录查体时压迫和操纵68个关节的有压痛关节数，只记录有无压痛，其他不计。68个关节指：颞颌关节（2个）、胸锁关节（2个）、肩关节（2个）、肘关节（2个）、腕关节（2个）、掌指关节（10个）、拇指指间关节（2个）、近端指间关节（8个）、远端指间关节（8个）、髋关节（2个）、膝关节（2个）、踝关节（2个）、踝跖关节（2个）、跖趾关节（10个）、拇趾趾间关节（2个）、近或远端趾间关节（8个）。

（2）肿胀关节数：记录检查66个关节的肿胀关节数，只记录肿或不肿。因髋关节位置深，肿胀不易发现，从上述68个关节中除外，剩下就是66个关节。

（3）患者对疼痛的评价：用前述的关节炎影响程度测量中的视力对照表（图6-1），评价目前的疼痛水平。

（4）患者对疾病活动性的总体评价：可按关节炎影响程度测量中的提问写出目前状况如何，应提供其中的对照表（图6-1）。

（5）医生对疾病活动性的总体评价：视力对照表由医生记录。

（6）患者对体力功能的评价：在类风湿关节炎中能展示敏感的有：关节炎影响程度的测量（AIMS）、健康评定调查提问（HAQ）等。

（7）急相反应物值：血沉和（或）C反应蛋白水平。

（8）放射学或其他显像方法。

经过研究，近年将68个关节和66个关节简化为28个关节，即双侧近端指间关节（10个）、掌指关节（10个）、腕关节（2个）、肘关节（2个）、肩关节（2个）、膝关节（2个），观察效果大致相同。

为了解病情，观察药物治疗后的效果，国际上常应用不同关节指数：关节压痛以0=无痛，1=回答有压痛，2=回答有压痛时皱眉不适，3=压痛剧烈，患者将手抽回或躲避检查，共4级计算。

以上指标被称为"核心"指标，属重要的、必不可少的，但并不排除加用其他指标。该核心指标突出选用关于关节功能，即体力功能、健康水平或残疾程度的评价。我国尚无针对国内患者情况做出适用于我国患者的设计。

## 类风湿关节炎病情改善指标有哪些？

类风湿关节炎患者经过治疗后，病情一般都有不同程度的改善，那么，衡量类风湿关节炎病情改善的指标有哪些呢？现介绍如下。

需要具备关节压痛数改善程度达到或超过20%。关节肿胀数改善程度达到或超过20%。下列5个项目中必须有3项，改善程度需达到或超过20%：①患者对疼痛的评价；②患者对疾病活动的总体评价；③医生对疾病活动的总体评价；④患者对自己身体功能的评价；⑤血沉、C反应蛋白。

## 患者在治疗中存在哪些误区？

由于类风湿关节炎病程长，患者求医心切，在治疗过程中往往会不自觉地产生一些认识上的误区。

误区一：患了类风湿关节炎，十之八九要残废。

部分病情严重的类风湿关节炎患者，虽然经过各种努力，用过许多"杂七杂八"的药物或方法，但不坚持正规治疗，的确会出现关节畸形、功能减退；但是，如果能够紧紧抓住发病初期的一两年时间，采取正规的治疗，并加强随访，严重的畸形十之八九可以避免。患者完全可以拥有高质量的生活和一定的工作能力。即使有少数患者出现了严重的关节畸形，也有可能通过手术进行治疗。

误区二：激素（泼尼松）不能用，用了会上瘾。

这种看法不够全面。以前，类风湿关节炎治疗中较多采用泼尼松（强的松），近年来，已较少以激素作为首选的治疗药物。但是，对于一些关节症状严重，服用非甾体抗炎药不能缓解症状，或伴有明显全身症状及内脏器官受累的患者，仍需要采用激素治疗，不过剂量已远远降低；已经应用激素治疗的患者，切不可擅自停药。患者不必"望激素而生畏"，用与不用应由专科医生决定。

误区三：西药不良反应大，中药不良反应小，中药比西药好。

这种认识是错误的。其实"凡药皆有毒"，中药、西药都是如此。如果能够在专科医生的指导下用药，其安全性是有保障的。值得警惕的是，一些江湖游医经常利用患者的这种心理，以所谓的祖传秘方、偏方来迷惑患者，上当者甚多。结果患者不仅花了冤枉钱，还耽误了疾病的治疗。因此，如果怀疑自己患了类风湿关节炎，应该到正规医院就诊，最好到风湿病专科进行检查和治疗。

误区四：每次都服用同样的药，自己到药店买一些就可以了，不必经常到医院去。

千万不可以。到医院随访并不仅仅是为了配药。类风湿关节炎患者需要定期到医院就诊，原因有二：首先，类风湿关节炎是一种慢性病，需要长期治疗，在治疗过程中，必须随时结合病情的变化，定期检查类风湿因子、C反应蛋白、血沉、X线等，以评价疾病是否活动、活动程度、骨关节破坏是否有进展以及治疗效果。如果疗效不佳，则应考虑改用其他药物或联合用药，以免延误病情，错失治疗的最佳时机；其次，治疗类风湿关节炎的药物可产生各种各样的不良反应，如使患者食欲不振、恶心、呕吐、胃出血、白细胞及血小板减少、皮疹、肝肾功能损害、生殖系统损害等，长期应用还可出现视网膜病变及肺、肝纤维化等不良后果，虽然这些不良反应仅出现在部分患者身上，但所有患者都必须定期到医院进行有关检查，以便早期发现，及时调整药物的剂量和种类，将药物的不良反应减至最轻，使疗效达到最佳。同时，有利于提高患者用药的依从性，以便患者在医护人员的指导下，接受正规用药，以利早日康复。

## 类风湿关节炎会不会遗传？

类风湿关节炎会不会遗传，这涉及生儿育女的大事，青年患者十分关心，长辈们也急于了解详情。

家谱调查结果表明：在类风湿关节炎患者家族中，类风湿关节炎的发病率比健康人群家族中高2~10倍。曾有报道：29对同卵双生子中，有2对患类风湿关节炎，另1对虽分居两地，但在53岁和56岁时也都患了类风湿关节炎。

对100例类风湿关节炎患者的调查显示，有家族史者仅5例，他们兄弟姐妹中不仅仅只有1人患了类风湿关节炎，其父母亲也患了类风湿关节炎，是否遗传得来，尚无直接证据。因为除了与遗传因素有关外，还应考虑家庭环境、营养状态、心理情况等各方面的影响。

综上所述，经早期家系调查和孪生子患病率的研究发现：类风湿关节炎发病有轻微的家族聚集倾向和孪生子共同患病的现象，提示遗传基因在类风湿关节炎的发病中起一定的作用。研究表明：类风湿关节炎患者有一种HLA–DR4共同的遗传基因，说明类风湿关节炎和HLA–DR4相关，尤其严重的病例，但并不是具有这种基因的人都会患类风湿关节炎。类风湿关节炎虽有遗传易感性，但不是唯一的因素，其发病是多种因素综合作用的结果。

## 类风湿关节炎患者能结婚吗？

在类风湿关节炎患者中，年龄为20~45岁的约占80%，而且病程长，迁延不愈。因此，一些患者特别是女性能否结婚，婚后可不可以生育，成了人们关注的大问题。

30多年来，通过对大量类风湿关节炎患者的观察，以及有关研究表明，多数患者一般发育正常，性激素的分泌水平并无特殊变化。类风湿关节炎患者应与其他人一样，同样享有情爱的自由、生育的权利。当然，类风湿关节炎虽有一定的特殊性，即遗传倾向，但决不能说他们不能恋爱、结婚，不能生儿育女。

一些年轻人患了类风湿关节炎后，由于关节终日肿痛不已，在害怕将来会残废等心理因素缠绕下，对"谈情说爱"已不感兴趣，或者在恋爱过程中稍受挫折就丧失信心。其实，他们不仅有爱的自由，而且需要比常人更多的爱，他们应该结婚。一个美满的婚姻，将会给患者带来生活上支持和精神上的希望。心灵上的爱抚常能减轻患者身上的痛苦。在治疗工作中，常碰到不少原来关节肿痛较明显的患者，当他（她）们的恋人、爱人、子女等亲人前来探望后，病情顿减三分，起到了药物不能替代的作用；而少数患者原病情并不严重，当他（她）失恋或亲人好久未来探望时，便日思夜想，忧心忡忡，精神不振，病情会突然加重。

不过，在这里提个建议：在谈恋爱时，患有类风湿关节炎的一方应向另一方讲清楚，"透明度"高一点，尽可能取得对方的理解，而不应该隐瞒。因为类风湿关节炎是一种慢性疾病，瞒得了一时，瞒不了一世，时间一长，总会被对方发现，反而落下个不诚实的"罪名"。有些患者因顾虑重重，在恋爱中遮遮掩掩，不肯将真情透露，结果辛辛苦苦相识了多年，最终还是告吹；即使是结了婚，一旦露馅也会引起吵吵闹闹，甚至结婚多年，还是分道扬镳。所以在交友、恋爱一开始，就开诚布公地将真情和盘托出，这才是上策。只有事先求得相互理解、相互支持，才谈得上有共同的生活基础，才能彼此照顾，心心相印，白头偕老。

## 类风湿关节炎患者能生育吗？

结婚是恋爱的硕果，妊娠和生育则是爱情的结晶。经研究表明：类风湿关节炎可导致妇女受孕能力下降，这可能是因为类风湿关节炎导致患者排卵、输卵管运输、受精卵着床及植入等方面的异常，并可能与精子抗体产生和黄体酮分泌不足有关；还有一种看法认为类风湿关节炎患者，由于心理因素等方面的原因可导致下丘脑-垂体-性腺轴功能发生紊乱。此外，类风湿关节炎引起的疼痛，会导致性生活频次的下降，也可能导致受孕机会的减少。类风湿关节炎孕妇自发性流产、早产发生率均无增加。某些骨盆关节受累严重的类风湿关节炎患者，可能被迫放弃阴道分娩而采取剖腹产方式。颈椎和颞颌关节受累的孕妇患者，在需要麻醉或气管插管时应加以注意。大量资料表明：类风湿关节炎本身不会对胎儿造成影响，新生儿异常的发生率并无增加。类风湿关节炎症状严重时，胎儿生长迟缓的情况曾有报道，可能是由于伴发的血管炎导致子宫和胎盘供血不足所致。然而当孕妇患有继发性干燥综合征、抗SS-A阳性时，可导致新生儿狼疮。

一般来说，类风湿关节炎患者是可以生育的，但必须以病情得到适当的控制为前提。因为类风湿关节炎患者在病情处于活动时，一方面"泥菩萨过河自身难保"，往往四肢关节肿痛，活动受到一定的限制，照顾自己还有困难，哪有精力来照看好孩子呢？另一方面，即使怀孕，在服用较多药物的情况下，很难保证对下一代不会产生影响。若病情较严重，除了关节外，其他部位，如心、肺等也多会累及，一旦妊娠，便有危及患者生命之虞。

绝大多数类风湿关节炎患者均可成功受孕和正常分娩。类风湿关节炎患者通常不禁忌妊娠，但如有以下情况时，应该避免妊娠：①关节严重畸形，丧失或基本丧失抚育子女能力时；②疾病活动伴严重关节外症状，如发热、贫血、血管炎、心肺累及等；③需要或正在应用甲氨蝶呤、环磷酰胺、苯丁酸氮芥等细胞毒药物治疗时；④病情活动，产后有可能丧失照顾婴儿能力，并且无人帮助时。

当然，在决定是否生育时，还应考虑家庭收入情况、后代抚养问题以及远期生活目标。医生、患者及其家属应对治疗、生育及以后子女抚养方面制订出周密的计划：①妊娠期间抗类风湿关节炎的治疗计划；②预防性关节的保护措施（尤其是下腰部关节）；③孕前及产前停药的时限；④分娩或麻醉方式的选择；⑤产后的锻炼计划；⑥对分娩后可能出现的类风湿关节炎病情加重，以及可能出现的一系列困难做出充分的估计，并在心理上有所准备；⑦失能母亲照顾婴儿技巧的训练及家庭的支持。此外，对有可能需要气管插管的孕妇进行颈椎X线检查，必要时进行间接喉镜检查。

## 妊娠期类风湿关节炎病情会有哪些变化？

妊娠期间，类风湿关节炎的症状和体征可出现不同程度的改善，这一现象早在1938年就有报道，缓解率达54%~90%。妊娠对类风湿关节炎的改善作用大多出现在妊娠早期，包括关节疼痛、肿胀、晨僵等减轻，受累关节数目的减少。这种作用一旦出现，便可持续存在，并随妊娠月份的增加而加强，缓解程度在妊娠7~9个月时达到最高。大多数类风湿关节炎患者，如果在第一次妊娠中症状得到改善，她在以后的妊娠过程中似乎同样能获得症状缓解。大约90%在妊娠期获得缓解的类风湿关节炎患者，在临产前几天或在产后会出现关节症状加重，即病情复发。

一般情况下，无论妊娠期间有无类风湿关节炎病情的缓解，产后1~4个月内均可出现关节炎病情活动或加重，几乎所有患者均会在产后6~8个月内复发。在自发性流产或人工流产后类风湿关节炎的复发也有报道，但复发与月经无关。产后的哺乳行为和高泌乳素血症有诱发类风湿关节炎，或使原有类风湿关节炎复发或加重的可能。妊娠引起类风湿关节炎改善的机制还不完全清楚，可能与免疫、内分泌及妊娠期体内一些特殊产物等方面的改变有关。

## 治疗类风湿关节炎的药物对妊娠及胎儿有何影响？

类风湿关节炎的治疗药物，一般应用非甾体抗炎药、改变病情药、免疫调节药物和糖皮质激素等，这些药物对孕妇及胎儿均可造成不同程度的影响。所幸的是妊娠可使多数类风湿关节炎患者的病情得到改善，从而可使药物减少应用，甚至停用。

类风湿关节炎患者应该认识到，早期合理用药，能有效地抑制炎症反应，是治疗类风湿关节炎的关键。在病情基本得到控制，然后逐渐把药物减至维持量，甚至停用。对于少部分妊娠期病情无变化或加重的类风湿关节炎患者，药物应用方面还无公认的原则。一般认为，非甾体抗炎药是比较安全的，但某些不良反应也的确存在，应引起足够的重视。如阿司匹林能迅速通过胎盘，并在胎儿体内形成较高的药物浓度，高浓度的阿司匹林有致胎儿畸形的作用。其他的非甾体抗炎药对妊娠及胎儿影响的临床经验和实验室数据都很缺乏，能明确致畸作用的报道也缺乏。然而吲哚美辛（消炎痛）能抑制分娩，并能引起动脉导管提前闭锁；有的非甾体抗炎药可能会导致胎儿肾脏功能受损。由于这些药物对妊娠和胎儿的作用还不十分清楚，在妊娠前数周及妊娠期间通常停用。另外，由于布洛芬、萘普生、酮洛芬等可以随乳汁分泌，因此哺乳期妇女要避免应用。

对于妊娠期间是否应停用改变病情抗风湿药物，目前还无统一的看法。①柳氮磺吡啶：未发现有明显的不良反应，如治疗需要，在妊娠期和哺乳期可不必停药；②青霉胺：易通过胎盘，并能和皮肤胶原相结合，影响胶原分子的交联，使新生儿结缔组织出现异常，并可能产生畸形，妊娠期间应停用；③氯喹和羟氯喹：能通过胎盘屏障，可沉积于胎儿的葡萄膜等组织中，引起视网膜损害，导致视力受损，胎儿并有可能出现神经性耳聋，孕妇应忌用；④金制剂：虽然在动物实验中发现有致畸作用，但还没在临床上发现，多数学者认为妊娠时应慎用或停用；⑤免疫调节药物甲氨蝶呤、环磷酰胺、苯丁酸氮芥有明显的致畸作用，应在受孕前3个月甚至更长时间停用。在应用这些药物期间，如发生妊娠，应及时做羊膜腔穿刺检查和超声检查，即使发现轻微的异常，也应终止妊娠；更积极的做法是，无论有无异常均应停止妊娠。硫唑嘌呤虽还没有发现明显的致畸作用，但可出现胎儿生长迟缓、新生儿淋巴细胞减少、免疫球蛋白降低等，如非必需，该药也应停用。

糖皮质激素：类风湿关节炎患者在妊娠期间如病情需要，可以应用。长期服用大剂量糖皮质激素的孕妇，其胎儿有可能出现肾上腺功能低下；此外，新生儿患白内障也曾有报道。虽然糖皮质激素可以通过胎盘，但胎盘中的11β-羟基类固醇脱氢酶可明显降低糖皮质激素的活性，这种酶对泼尼松和泼尼松龙的作用强于倍他米松和地塞米松。通常情况下，胎儿体内的泼尼松浓度只是母体中的1/8~1/10。妊娠期间应用糖皮质激素时应首选泼尼松或甲泼尼龙（甲基强的松龙），应用泼尼松治疗的孕妇，在分娩时应给予应激剂量。关节腔内注射糖皮质激素，在有效控制局部炎症的同时，可避免对全身及胎儿造成影响。

当然，类风湿关节炎患者在妊娠前，需要请有经验的专科医生对病情作出判断，不宜草率行事，否则会使类风湿关节炎的病情加重，甚至影响到胎儿的健康。妊娠期若要用药，必须在医生的指导下应用。另外，在产后注意不要受凉、受潮，不要因带小孩过分劳累，尽量避免疾病发作或使病情加重。对社会上所谓养一个或再养一个孩子能把类风湿关节炎"带好"的说法，千万不可听信，那是没有科学根据的，与事实不符，应彻底摒弃。

# 附　录

# 类风湿关节炎常用检查项目及临床意义

## 1.血液常规

| 项目名称 | 英文缩写 | 参考值 | 异常值意义 |
|---|---|---|---|
| 白细胞总数 | WBC | （4~10）×10⁹/L | 增高提示关节炎症反应，降低是否与用药有关 |
| 白细胞分类计数 | DC | | |
| 中性粒细胞 | NEU | 相对值50%~70% | 增高提示关节炎症反应，降低注意药物影响 |
| | | 绝对值（2~7）×10⁹/L | |
| 嗜酸性粒细胞 | EOS | 相对值0.5%~5% | 增高提示炎症或变态反应等；减少与某些急性传染病有关 |
| | | 绝对值（0.02~0.5）×10⁹/L | |
| 嗜碱性粒细胞 | BAS | 相对值0%~1% | 增多见于炎症反应或过敏性疾病 |
| | | 绝对值（0~1）×10⁹/L | |
| 淋巴细胞 | LYMPH | 相对值20%~40% | 增多见于急性或慢性感染；减低见于肝炎等 |
| | | 绝对值（0.8~4）×10⁹/L | |
| 单核细胞 | MON | 相对值3%~10% | 增多见于炎症反应，减低意义不大 |
| | | 绝对值（0.1~1.0）×10⁹/L | |
| 血红蛋白 | Hb | 男性120~160g/L | 降低见于各种原因贫血；增高见于真性红细胞增多症、肺心等 |
| | | 女性110~150g/L | |
| 红细胞 | RBC | 男性（4.0~5.5）×10¹²/L | |
| | | 女性（3.5~5.0）×10¹²/L | |
| 血细胞比容 | HCT | 男性40%~50% | 增高见于呕吐、失水；下降见于各类贫血 |
| | | 女性37%~48% | |
| 血小板 | PLT | （100~300）×10⁹/L | 增多见于急性大出血、急性溶血、原发性血小板增多症等；脾功能亢进、系统性红斑狼疮等可减少 |

## 2.尿液常规

| 项目名称 | 英文缩写 | 参考值 | 异常值意义 |
|---|---|---|---|
| 尿色 | | 淡黄色至黄褐色 | 受疾病、药物、食物影响 |
| 尿液性状 | | 透明 | |

| 项目名称 | 英文缩写 | 参考值 | 异常值意义 |
|---|---|---|---|
| 酸碱性 | pH | 4.5~8.0 | 受饮食及药物影响大 |
| 比重 | SG | 1.003~1.030 | 增高、减低可能与肾疾病有关 |
| 蛋白 | PRO | 阴性 | 剧烈运动、肾病综合征等出现阳性 |
| 葡萄糖 | GLU | 阴性 | 阳性见糖尿病或摄糖过多 |
| 胆红素 | BIL | 阴性 | 阳性见胆石症等 |
| 尿胆原 | URO | 正常 | 阳性见于病毒性肝炎等 |
| 隐血 | BLD | 阴性 | 阳性见于急性溶血等 |
| 酮体 | KET | 阴性 | 阳性见于重症糖尿病、长期饥饿 |
| 亚硝酸盐 | NIT | 阴性 | 阳性可能细菌感染 |
| 维生素C | VC | 阴性 | 阳性为服用或注射维生素C时 |
| 尿沉渣镜检 | | 白细胞0~5/HP | 增加见于泌尿系统感染 |
| | | 红细胞0~3/HP | 增多即为疾病迹象 |
| | | 上皮细胞0~少量/HP | 大量增多为泌尿系统病变 |
| | | 透明管型0~偶见/HP | 增多提示肾实质病变 |
| 尿液红细胞形态 | | 0~3/HP | 增多可能与肾小球疾病有关 |

## 3.粪便常规和粪便潜血

| 项目名称 | 英文缩写 | 参考值 | | 异常值意义 |
|---|---|---|---|---|
| 一般性状 | | 颜色 | 棕黄色 | 黑色或柏油样便为上消化道出血 |
| | | 性状 | 成形软便 | |
| 涂片镜检 | | 白细胞 | 偶见 | 增多考虑肠炎 |
| | | 红细胞 | 无 | 若有，考虑消化道出血 |
| | | 脂肪滴 | 偶见 | 增多见结肠炎等 |
| | | 寄生虫卵 | 无 | 有寄生虫病时，查到相应虫卵 |
| 粪便潜血试验 | OB | 阴性 | | 阳性见于上消化道出血等 |

## 4.肝功能

| 项目名称 | 英文缩写 | 参考值 | 异常值意义 |
|---|---|---|---|
| 总胆红素 | T–BIL | 3.4~17.1μmol/L | 增高可由肝脏、肝外疾病引起 |
| 结合胆红素 | D–BIL | 0.0~6.0μmol/L | |

续表

| 项目名称 | 英文缩写 | 参考值 | 异常值意义 |
|---|---|---|---|
| 总蛋白 | TP | 60~83g/L | 可由类风湿关节炎等引起增高，肝病引起减少 |
| 白蛋白 | ALB | 35~55g/L | 脱水可致增高，肝病、肾病等可致减少 |
| 球蛋白 | GLB | 20~30g/L | 风湿病可引起增高 |
| 白蛋白/球蛋白比值 | A/G | 1.5~2.5 | 下降提示有慢性肝实质性损害 |
| 前白蛋白 | PA | 170~420mg/dl | 急慢性肝炎等引起减少；服皮质类固醇可增多 |
| 总胆汁酸 | TBA | 0~10.0μmol/L | 肝炎等可增高 |
| 谷丙转氨酶 | ALT | 0~50u/L | 肝炎、胆道梗阻时可增高 |
| 谷草转氨酶 | AST | 8~40u/L | 为肝细胞和心肌细胞损害的一项标志 |
| 谷草转氨酶/谷丙转氨酶 | AST/ALT | 1.15左右 | 急性肝炎早期比值下降；肝硬化、肝癌晚期比值升高 |
| 碱性磷酸酶 | ALP | 42~120u/L | 骨骼方面疾病、肝炎等可升高 |
| γ-谷氨酰转肽酶 | γ-GT | 11~50u/L | 嗜酒者、肝胆系统疾病可升高 |
| 乳酸脱氢酶 | LDH | 109~245u/L | 肝脏损害、心肌梗死等可升高 |

## 5.肾功能

| 项目名称 | 英文缩写 | 参考值 | | 异常值意义 |
|---|---|---|---|---|
| 尿素 | UREA | 2.9~8.2mmol/L | | 肾性疾病、饮食中蛋白质多可升高；孕妇及肝功能衰竭可降低 |
| 肌酐 | CRE | 45~115μmol/L | | 肾脏实质性损害可升高 |
| 尿酸 | UA | 男性 | 149~416μmol/L | 肾脏疾病、痛风等可升高 |
| | | 女性 | 89~357μmol/L | |
| 胱抑素C | CysC | 0.59~1.03mg/L | | 肾脏、肾小球受损可升高 |
| 尿微量白蛋白 | mALB | 2.0~13.4mg/L（24小时尿） | | 升高见于糖尿病、肾病、急性和慢性肾小球肾炎 |
| | | 0.62~11.0mg/L（随意尿） | | |

| 项目名称 | 英文缩写 | 参考值 | 异常值意义 |
|---|---|---|---|
| 尿$\alpha_1$微量球蛋白 | $\alpha_1$-MG | 0.94~3.34mg/L（24小时尿） | 肾小球、肾小管疾病时增高 |
| 尿液$\beta_2$微球蛋白 | $\beta_2$-MG | 0.03~0.37mg/L | 升高见于肾病综合征等 |
| 尿N-乙酰-β-D-氨基葡萄糖苷酶 | UNAG | 中位数9.13u/g肌酐 | 增高见于肝、肾疾病 |
| 尿转铁蛋白 | TRF | <2mg/L | 增高见于糖尿病、肾病 |

## 6.免疫相关项目

| 项目名称 | 英文缩写 | 参考值 | 异常值意义 |
|---|---|---|---|
| 红细胞沉降率（血沉） | ESR | 男性0~15mm/h | 风湿病、结核病活动期升高；病情好转下降 |
| | | 女性0~20mm/h | |
| C反应蛋白 | CRP | <8mg/L | 风湿病活动期升高；病情好转下降 |
| 抗链球菌溶血素O | ASO | 免疫比浊法0~125KIU/L | 升高见于风湿热、感染性心内膜炎等 |
| | | 乳胶凝集试验0~250U | |
| 免疫球蛋白G | IgG | 7.5~15.6g/L | 自身免疫病等可增高；肾病综合征、先天性或获得性低免疫球蛋白血症等可降低 |
| 免疫球蛋白A | IgA | 0.7~4.0g/L | |
| 免疫球蛋白M | IgM | 0.4~2.3g/L | |

## 7.类风湿关节炎相关项目

| 项目名称 | 英文缩写 | 参考值 | 异常值意义 |
|---|---|---|---|
| 类风湿因子 | RF | 免疫比浊法0~30IU/ml | 有80%左右类风湿关节炎患者阳性 |
| | | 乳胶凝集试验<1：10 | |
| 抗环瓜氨酸肽抗体 | 抗CCP抗体 | <25RU/ml | 是类风湿关节炎的一种高敏感性或高特异性的新指标 |
| 人类白细胞抗原B27 | HLA-B27 | 阴性 | 强直性脊柱炎患者超过90%阳性 |